# Jak Pokonać Podagrę?

Teresa Szabo

# Jak Pokonać Podagrę?

## Teresa Szabo

Wydawnictwo LULU
San Diego, Kalifornia 2009

Tytuł
Jak Pokonać Podagrę

Autor
*Teresa Szabo*

Projekt okładki
*Justyna Ryszewska*
*Marcin Kubik*

Edytor
*Stenia Krygowska*
*Marcin Kubik*

Published by LULU 2009

ISBN 978-0-557-06671-1

# SPIS TREŚCI

# Wstęp

Moim celem w pisaniu tej książki, jest przekonanie ludzi borykających się z bólem spowodowanym podagrą o możliwości pomocy.

Tylko przez prawidłowe odżywianie się, unikanie puryn w pokarmie, picie wody, 6-8 godzin snu i przez zlikwidowanie obstrukcji (zatwardzeń) wróciłam do pełnego zdrowia.

Proces mojego kompletnego powrotu do zdrowia trwał ponad dwa lata.

Po przeczytaniu tej książki, zastosowaniu się do wskazówek w niej zawartych i rygorystycznym przestrzeganiu diety podagrowej, każdy może skrócić swój czas powrotu do zdrowia nawet <u>do kilku tygodni.</u>

Przepisy kulinarne zamieszczone w ostatnim rozdziale, bardzo smaczne i łatwe do zrobienia, są podstawą do całkowitego uwolnienia się od bólu wywołanego podagrą.

Nadmieniam, że konwencjonalna medycyna współczesna nie posiada gruntownej wiedzy w leczeniu podagry. Brak lekarzy specjalizujących się w leczeniu tej choroby jest ogromnym utrudnieniem w procesie rekonwalescencji.

Lekarstwa stosowane w leczeniu podagry, są produkowane z syntetycznych chemikalii i wywołują różnorodne skutki uboczne.

Inne elementy stosowane przeze mnie w walce z podagrą to wyuczenie się prawidłowego oddychania, wyrobienie nawyku rytuału porannego i rzetelnej dyscypliny w stosowaniu diety.

System zachowań opracowany i zaprezentowany w niniejszej książce, znacznie ułatwi Czytelnikowi zrozumienie potrzeb swojego organizmu i podagry. W rezultacie pozwoli mu to na powrót do życia bez strachu przed następnym atakiem bólu.

Wypracowanie nowego nawyku wymaga <u>tylko trzydziestu dni</u>.

Warto zadać sobie trud i uwolnić się od bezsennych nocy, dni bez pracy i strat z tego wynikających, od napiętej atmosfery w domu, od straconych bezpowrotnie dni spędzanych w bólu, od zdeformowanych stawów, od szybszej śmierci. Warto!

Życzę przyjemnej lektury i dalszego życia bez ataków.

Teresa Szabo

# Przedmowa

Drogi Czytelniku!

Trzymasz w swoich rękach książkę, która wyjaśni Ci wszystkie przyczyny, dlaczego zachorowałeś na podagrę. Dzięki niej uwolnisz się od podagry i jej efektów: tragicznych, rwących bólów, które systematycznie napadają Twoje ciało.

Po latach obserwacji i przeżywaniu potęgujących się ataków bólu, po wielu godzinach spędzonych na stronach internetowych poświęconych zdrowiu i chorobom, po przeczytaniu wielu, wielu książek na te tematy zrozumiałam przyczyny mojego zachorowania na podagrę.

Opracowałam swoją dietę, która pomogła mi oczyścić ciało ze starych złogów skrystalizowanego kwasu moczanowego. Zaprezentowana dieta jest poparta gotowymi przepisami na właściwe jedzenie dla podagrowca. I nie tylko!

Przedstawiłam „żelazne zasady" np. nigdy nie jedz samych orzechów i migdałów, które są bardzo odżywcze, należy <u>zawsze i tylko</u> jeść je z brązowym ryżem.

Znajdziesz wyjaśnienia pracy przewodu pokarmowego, ze szczególnym naciskiem na <u>przyjazne bakterie</u>, bez których nie jesteśmy w stanie, my podagrowcy, prawidłowo i efektywnie wydalać nadwyżek kwasu moczanowego. Podaję też informacje o naturalnych źródłach, z których w łatwy sposób możesz odbudować swoją florę bakteryjną.

Opracowałam i wyjaśniłam metodę picia wody – dlaczego jest tak istotna w procesach metabolicznych. Uzyskasz również wyjaśnienie, dlaczego należy pić tylko wodę filtrowaną lub mineralną.

Znajdziesz w tej książce bezcenną metodę <u>porannej rutyny</u>, która nauczy Cię jak postępować każdego dnia w pierwszych 90 minutach po przebudzeniu. Efekty z zastosowania tej metody są nieprzeliczalne na żadne pieniądze.

Po zapoznaniu się z metodą oddychania i praktycznym zastosowaniu jej osiągniesz szybki postęp w dotlenianiu się, co niesamowicie przyspieszy proces zdrowienia.

Drogi Czytelniku, po przestudiowaniu i <u>zrozumieniu przyczyn</u>, dlaczego zachorowałeś na podagrę, łatwo zastosujesz swoją nową wiedzę i uwolnisz się od podagry raz na zawsze – tak jak ja się uwolniłam.

Życzę szybkiego wyzdrowienia

Teresa Szabo

# Definicje Podagry

Po zdiagnozowaniu u mnie podagry, zaczęłam szukać informacji o tej dolegliwości na Internecie. Stworzyłam własną definicję podagry, ponieważ na wielu przewertowanych stronach internetowych, spotykałam tylko udziwnione sformułowania i wiele odmiennych nazw, jak dna moczowa, dna moczanowa, dna pierwotna, podagra, dolegliwości podagryczne itd., itp.

Podawane przyczyny zawsze były te same: nadmiar produkcji kwasu moczanowego i kłopoty z jego usuwaniem z organizmu.

Podagra, to dolegliwość wynikająca z nadmiaru kwasu moczanowego w organiźmie ludzkim, który nie usunięty przez układ wydalniczy, ulega procesowi krystalizowania się. Przeważnie krystalizuje się w stawach, na końcówkach kości i w mięśniach. Proces ten powoduje horrendalny, rwący ból, a miejsca zainfekowane kwasem, ulegają silnym opuchnięciom.

Podagra może też być mylona z pseudo podagrą.

---

Uważam, że obydwa schorzenia mają swoją główną przyczynę w **diecie**.

---

Pseudo podagra jest formą zapalenia stawów, która występuje wówczas, gdy gromadzi się w nich szczególny rodzaj kryształów wapnia.

Ponieważ, w miarę upływu czasu, coraz więcej kryształów jest deponowane w stawach, mogą one wywołać reakcję, która prowadzi do silnych bólów i obrzęków. Opuchnięcia mogą być krótkoterminowe lub długoterminowe i występują najczęściej w kolanach, choć mogą również wystąpić w nadgarstkach, ramionach, kostkach stóp lub dłoniach.

Ból spowodowany przez pseudo podagrę czasami jest tak rozdzierający, że ktoś może być wyłączony z normalnego funkcjonowania na długie dni.

Jak sama nazwa sugeruje, objawy pseudo podagry są podobne do tych, które są wywołane klasyczną podagrą.

Pseudo podagra może również przypominać reumatoidalne zapalenie stawów lub chorobę zwyrodnieniową stawów. A prawidłowa diagnoza jest niezbędna, gdyż nieleczona może prowadzić do zwyrodnień i zapalenia stawów.

Pseudo podagra objawia się najczęściej u osób w podeszłym wieku, występuje u około 3% ludzi po 60 roku życia i aż u połowy ludzi po 90 roku życia.

Przyczyny pseudo podagry.

Przyczyna tej choroby jest nieznana. Ponieważ ryzyko znacznie wzrasta wraz z wiekiem, jest możliwe, że właściwości fizyczne i chemiczne zmian, które towarzyszą starzeniu się zwiększają podatność na pseudo podagrę.

Niektóre choroby przebyte lub aktualne mogą mieć także wpływ na zachorowanie. Są to: niedoczynność tarczycy, zaburzenia genetycznego nadmiaru żelaza (hemochromatoza), lub nadmiernego poziomu wapnia we krwi (hiperkalcemia).

Pseudo podagra może być również wywołana przez uszkodzenia stawów, takie jak uraz lub zabieg chirurgiczny, czy stres po przebytej chorobie.

Jeżeli przyczyny pseudo podagry są zidentyfikowane i leczone, możliwym jest zapobieganie przyszłym atakom.

Często jednak nie ma zidentyfikowanych przyczyn tej choroby i w takich przypadkach nie ma sposobu, aby zapobiec cyklicznym atakom pseudo podagry.

Podagra jest chorobą bogaczy – jak to ktoś, kiedyś ją nazwał – i jest znana od wieków.

Dlaczego chorobą bogaczy?

Dawniej tylko bogaci mieli dużo mięsa, tłuszczów i alkoholu na swoich stołach.

# Cykl ataku

Przez ponad rok obserwowałam swoje ataki, żeby zrozumieć, w jaki sposób i w którym momencie się zaczynają.

Skrzętnie robione notatki w grubym zeszycie pomogły mi w przeanalizowaniu kompleksu czynników, które mogły mieć wpływ na kolejny atak bólu podagrowego.

Zapisywałam jakich produktów żywnościowych używałam w swoim jadłospisie, ile wody wypijałam, jakie samopoczucie miałam po zjedzonym posiłku, jakie przeżycia spotkały mnie w danym dniu. Notowałam ilość wypróżnień lub ich brak.

Zrozumiałam, że powodem ataku jest najzwyklejsze <u>zatrucie</u> nadmiarem kwasu moczanowego. Objawy są takie same jak przy innych zatruciach.

Odczuwałam chłód, zwiększała się moja nerwowość, czułam się poirytowana bez powodów, stawałam się kłótliwa, niewyrozumiała dla innych i dla siebie.

Zmęczenie i brak snu, to pierwsze objawy nadchodzącego ataku. Brak refleksu, uczucie duszności i niepokoju potęgowało się z godziny na godzinę.

Powód złego samopoczucia spowodowany jest właśnie tą prostą w rzeczywistości przyczyną – zatruciem kwasowym.

Organizm zaczyna się bronić i system odpornościowy stara się zapanować nad sytuacją w ciele, zmierzając do zachowania balansu wszystkich procesów nieustannie przebiegających w naszym organiźmie.

Czasami atak był mały i szybko przechodził. Wtedy zostawały po nim „obite miejsca" - w których odłożył się skrystalizowany kwas. Po naciśnięciu takiego miejsca, odczuwałam ból, jaki ma się po uderzeniu lub kontuzji. Miejsca były przeróżne. Pod oczami, na czaszce, w rękach, dłoniach, palcach, jednym słowem wszędzie. Czasami w kilku miejscach jednocześnie.

„Obite miejsca" zauważałam o wiele wcześniej, parę lat przed pojawieniem się wzmożonych i bardzo bolesnych ataków.

Przy silnych atakach, czas trwania się wydłużał do kilku dni, a niejednokrotnie do kilku tygodni. Najpierw odczuwałam brak komfortu, napady krótkiego i nerwowego snu, wzmożony apetyt, nerwowość.

Wszystko zaczynało mi przeszkadzać. Nic mnie nie cieszyło. Miałam chwilowe napady stanów depresyjnych.

Obowiązki codziennego życia nie zawsze pozwalały mi na wczesne zauważenie objawów i w jakiś sposób zareagowanie na nie – chociażby poprzez wypicie zwiększonej ilości ciepłej wody z cytryną.

Podczas ataku, w czasie umiejscawiania się nadmiaru kwasu, gdzie organizm znalazł jeszcze wolną przestrzeń i gdzie zaczynał proces krystalizowania, następował wstrętny, silny, rwący ból.

To kryształki kwasu, długie twarde igły uciskają na miękkie tkanki kości, ścięgien czy mięśni powodując ból tak nieznośny, że nie wiadomo jak i gdzie się przed nim schować.

Czas trwania takiego ataku jest różny. Zależy on od popełnionych „przewinień" w diecie, systematycznego wypijania dostatecznej ilości wody i relaksu. Zależy również od innych dolegliwości – zwykły katar, czy drobne przeziębienia są częstą przyczyną nadprodukcji kwasu.

Intensywne zakwaszenie mięśni podczas ćwiczeń fizycznych, lub dużego wysiłku fizycznego, również bywa przyczyną ataku podagrowego.

Wytworzony kwas mlekowy w mięśniach powoduje dodatkowe obciążenie dla systemu immunologicznego, opóźniając wydalenie nadmiaru kwasu moczanowego.

Nasz system odpornościowy zajęty innymi „wrogami" – bakterie, wirusy i różnorodne inne żyjątka, nieznane w ciele do momentu inwazji, zaczyna traktować <u>nadmiar</u> kwasu moczanowego jako sprawę drugorzędną.

Jednym słowem, zaczyna „upychać" kwas w różne wolne miejsca, do późniejszego usunięcia.

Podczas krystalizacji kwasu moczanowego miejsce zainfekowane czerwienieje, swędzi i silnie puchnie.

Opuchlizna utrzymuje się przez kilka dni, a czasami tygodni, w całkowitej zależności od kondycji zdrowotnej całego organizmu. Na przykład, przy lekkich przeziębieniach potrafi gnębić nawet przez kilka tygodni.

Opuchnięta noga w kolanie, ręka w nadgarstku lub cała dłoń bardzo utrudnia poruszanie się. Czasami „kuśtykałam" na bolącej nodze trzy i cztery tygodnie.

Jeżeli zakażenie kwasem nastąpiło w ramionach, nie mogłam spać, bo nie mogłam leżeć w wygodnej pozycji. W takich momentach mogłam tylko sobie podrzemać w pozycji siedzącej.

Uzyskanie, doprowadzenie ciała do dobrego wypoczynku w czasie ataków jest naprawdę bardzo trudnym zadaniem i zabiera mnóstwo czasu i koncentracji.

# Lekarstwa

Generalnie należy być bardzo ostrożnym i osobiście odpowiedzialnym za stosowane lekarstw na każdą chorobę, czy dolegliwość.

Warto pamiętać: wszystkie leki syntetycznie powstające w fabrykach farmaceutycznych, tworzone chemicznie z różnych komponentów, mają swoje uboczne skutki oddziaływania na inne organy. Skutki są często nieodwracalnym faktem – kalectwo, zgon.

Producenci współczesnych leków są przede wszystkim zainteresowani osiąganiem wielkich zysków ze swojej produkcji, a chyba mniej dobrem chorego.

Wprawdzie i w Stanach i w Europie są powołane specjalne urzędy do kontroli produkcji i efektywności każdego lekarstwa, które jest zastrzeżone do sprzedaży tylko pod fachową kontrolą lekarską (recepta), to jednak należy być bardzo ostrożnym w przyjmowaniu leków i uważnie stosować się do zaleceń lekarza, który je przepisał.

Dodatkowo zalecam, żeby przed zastosowaniem jakichkolwiek lekarstw, przedyskutować skuteczność przepisanego lekarstwa ze swoim lekarzem i śmiało zadawać pytania o wyjaśnienie skutków ubocznych przepisanego leku.

Przestroga przed używaniem lekarstw bez recepty, wydaje mi się jeszcze silniejsza. Zupełny brak jakiejkolwiek kontroli ze strony państwa, rodzi podejrzenie o skuteczność takiego leku, no i o jego skutki uboczne.

W przypadku podagry, na rynku farmakologicznym jest kilka leków do dyspozycji podagrowców.

Osobiście nie zastosowałam żadnego, ponieważ mają zbyt duże i niebezpieczne skutki uboczne.

Allopurinol (Zyloprim) (lek wydawany na receptę) hamuje syntezę kwasu moczanowego i został powiązany z wykwitami skórnymi, zapaleniem naczyń krwionośnych i zwiększoną toksycznością wątroby.

Okresowe badania aktywności enzymów wątrobowych, badania czynności nerek i pełne badanie krwi powinny być wykonywane u wszystkich pacjentów biorących allopurinol.

Zmiany aktywności enzymów wątrobowych, w tym przemijające zwiększenie aktywności fosfatazy zasadowej w surowicy, AspAT i AlAT, wystąpiły u niektórych pacjentów.

Występują również nieodwracalne anomalia wątroby, uszkodzenie wątroby (w tym martwica), zmiany ziarniakowe, zapalenie wątroby i żółtaczka.

Kolchicyna (lek wydawany na receptę) jest stosowana w celu złagodzenia ataków.
Ten lek może być przyczyną poważnych działań niepożądanych i toksyczności, a przy wysokich dawkach może nawet spowodować śmierć.

Skutki uboczne: 80% ludzi, którzy biorą kolchicynę w dawkach, które są na tyle wysokie, by być skuteczne, rozwijają dolegliwości żołądkowe, takie jak skurcze, nudności, biegunka lub wymioty.
Poważne działania niepożądane kolchicyny obejmują problemy w szpiku kostnym, zapalenie mięśni, ciężką niedokrwistość i bardzo obniżony poziom białych krwinek, które zwiększają ryzyko zakażenia.
Kolchicyna zwykle nie jest podawana lub jest zalecana w bardzo małych dawkach u pacjentów ze zmniejszoną wydajnością nerek.

Indometacyna jest niesteroidowym lekiem anty-zapalnym (NLPZ). NLPZ w leczeniu stały się częstym wyborem wśród lekarzy, a Indometacyna jest najczęściej z nich używanym lekiem dostępnym na receptę przeciwdziałającym atakom podagry.

Niesteroidowe leki anty-zapalne mogą również mieć znaczną toksyczność, ale jeśli używane są przez krótki okres czasu, to są one na ogół dobrze tolerowane.

Prednison jest przepisywany na podagrę coraz częściej. Ten immunosupresyjny lek, chociaż w niektórych przypadkach niezbędny, jest związany z poważnymi długoterminowymi skutkami ubocznymi, takimi jak zaćma, utrata masy kostnej, osłabienie układu immunologicznego i wiele innych.

Jedną z najpoważniejszych komplikacji Prednisonu jest ryzyko osteoporozy, które występuje z powodu utraty masy kostnej.

Najczęściej zgłaszanymi działaniami niepożądanymi są zwiększone poziomy kwasu w żołądku, zatrzymanie sodu w organiźmie, opóźnione gojenie się ran, zmniejszona zdolność organizmu do zwalczania infekcji, problemy kostne i mięśniowe, trądzik, nocne poty, zwiększenie stężenia cukru we krwi, i pleśniawki (wzrost drożdży w ustach, które są bardzo silnym wskaźnikiem braku "przyjaznych" bakterii w organiźmie), które zdecydowanie są potrzebne do zwalczania infekcji.

Podobnie jak w przypadku wielu innych leków, Prednison usuwa skutki podagry, ale jej nie leczy.

# Uśmierzanie bólu

Generalnie doceniam osiągnięcia naukowe współczesnej medycyny. Martwi mnie jednak, dlaczego jest tak mało badań naukowych pomagających w usunięciu przyczyn podagry, a w efekcie i przede wszystkim niesamowitego bólu, który towarzyszy tej dolegliwości.

W praktyce dostępne środki farmakologiczne na ból podagrowy są nieefektywne.

Owszem, zmniejszą ból podczas ataku, ale uboczne skutki syntetycznie stworzonej tabletki przeciwbólowej, przeważnie powodują ponowne odkładanie się kwasu moczanowego i w rezultacie tworzą następny atak.

Może jest to okrutne dla Czytelnika, ale nie należy brać żadnych środków przeciwbólowych. Nawet Ibuprofen.

Wszystkie leki syntetyczne, włącznie z popularną aspiryną powodują duże obciążenie dla wątroby i tworzą kwasy, które opóźniają usuwanie kwasu moczanowego z organizmu.

Jakie metody stosowałam podczas ataków podagrowych, zmniejszając ból? Oto one:

Zimne okłady na bolące miejsca, przynoszą ulgę i nie tylko. Zimno pomaga w usunięciu kwasu z bolących miejsc i zahamowanie krystalizacji – tworzenia długich i twardych igieł kryształu.

Okłady stosowałam bardzo różne. Zawijałam kilka kostek lodu w mały ręcznik i trzymałam na bolącym miejscu. Kupowałam też gotowe plastry na „zakwaszone mięśnie", które również zmniejszały ból.

Ciepłe okłady stosowałam po zimnych okładach. Ciepło rozgrzewało bolące obszary i pomagało w cyrkulacji krwi w zaatakowanym miejscu. Z dopływającą swobodnie krwią następowało usuwanie kwasu moczanowego.

Picie ciepłej wody z cytryna. Podczas ataku bólu wypijałam małymi łyczkami ciepłą wodę z paroma kroplami soku ze świeżej cytryny. Bardzo skuteczna metoda. Bywało, że w kilka godzin wypijałam od dwóch do trzech litrów wody. Ciepła woda stymulowała wątrobę i nerki do lepszej pracy i następowało płynne usuwanie innych toksyn, w tym również kwasu moczanowego.

Maść tygrysia. Stosowałam również „maść z tygrysa". Smarowałam bolące miejsce maścią, owijałam szalikiem lub ręcznikiem, albo zakładałam skarpetę. Ucinałam w długiej, bawełnianej skarpecie „ palce" i naciągałam na bolące kolano, łokieć czy kostkę w nodze. Maść rozgrzewała i zmniejszała ból, a skarpetka chroniła przed brudzeniem odzieży czy pościeli.

Prysznic. Często brałam podczas ataku prysznic. Zmieniałam temperaturę wody, z zimnej na ciepłą i gorącą. Woda zmywała toksyny ze skóry, jednocześnie przyjemnie masowała ciało. Efekt był natychmiastowy, ból się zmniejszał. Prysznic poprawiał cyrkulację krwi, co oczywiście w efekcie pomagało oczyścić miejsce bolące z nadmiaru kwasu.

Ciekawostką jest fakt, że usuwanie toksyn przez ciało odbywa się w 70% przez skórę.

---

Również stosowałam zamiennie temperaturę wody w prysznicu, z zimnej na ciepłą i gorącą. Prysznic przynosił mi wielką ulgę w bólu.

---

Ruch. Szczególnie podczas ataku starałam się dużo ruszać. Chodzenie, podrygiwanie, machanie rękami pomagało mi „uspokajać" nieznośny ból. W czasie ruchu obieg krwi polepszał się i proces krystalizowania w ten sposób spowolniał, dając szansę układowi wydalniczemu na usunięcie nadmiaru kwasu moczanowego.

# Przyjazne Bakterie (Probiotyki)

Jednym z podstawowych warunków, moim zdaniem najważniejszym, jest zlikwidowanie obstrukcji. Wypróżnienia muszą być regularne, codzienne, a nawet dwa razy dzienne. Wypróżnianie musi być swobodne, bez wysiłku i kał powinien być miękkiej konsystencji.
To bardzo ważny warunek do odzyskania utraconego zdrowia.

Regularne wypróżniania są w pełni zależne od flory bakteryjnej w układzie pokarmowym, szczególnie w jelitach. I właśnie w tym pomagają przyjazne bakterie, dlatego piszę o nich szerzej.

Jeżeli idziesz Czytelniku do supermarketu lub przeglądasz artykuły związane ze zdrowiem, w czasopismach komercyjnych, w witrynach Internetowych, są duże szanse, że znajdziesz produkty z Przyjaznymi Bakteriami, w postaci kapsułek, tabletek, proszków, a niekiedy i w innych formach.

Używałam przyjaznych bakterii w kapsułkach przez kilka tygodni. Stosując dietę podagrową, łatwo doprowadziłam do odrodzenia się mojej flory bakteryjnej i wszelkie obstrukcje zniknęły, a ataki bólu były coraz bardziej sporadyczne.

Jako ciekawostka: Społeczność amerykańska potroiła swoje wydatki na Przyjazne Bakterie i suplementy w latach 1994 - 2003.

Co to są przyjazne bakterie?

Jedna z szeroko wykorzystywanych definicji, opracowanych przez Organizację Narodów Zjednoczonych ds. Wyżywienia i Rolnictwa i Światową Organizację Zdrowia, określa je jako "żywe drobnoustroje, które po podaniu w odpowiedniej ilości, dają korzyści dla zdrowia przyjmującego."

Mikroorganizmy są maleńkimi żywymi organizmami - np. bakterie, wirusy i grzyby - które można zobaczyć tylko pod mikroskopem.

Niektóre z konwencjonalnych środków spożywczych zawierających przyjazne bakterie to: jogurt, mleko fermentowane i niepasteryzowane, maślanka, śmietany i napoje sojowe.

W tych środkach spożywczych, bakterie mogą występować pierwotnie lub być dodane w trakcie produkcji. Najczęściej pochodzą one z dwóch grup bakterii, Lactobacillus lub Bifidobacterium. W obrębie każdej grupy istnieją różne gatunki (np. Lactobacillus acidophilus i Bifidobacterium bifidus), a także w obrębie poszczególnych gatunków, różne szczepy (lub odmiany).

Naukowe zrozumienie przyjaznych bakterii i ich potencjału w zakresie zapobiegania i leczenia warunków zdrowotnych jest na wczesnym etapie, ale posuwa się ono do przodu.

W listopadzie 2005 r., odbyła się konferencja, która była zwołana przez Amerykańskie Stowarzyszenie Mikrobiologów w celu uzgodnienia wyników badań nad równowagą flory bakteryjnej w ludzkim organizmie.

Oto krótkie streszczenie tematów i wniosków dyskutowanych na tejże konferencji.

Dlaczego przyjazne bakterie (Probiotyki) są tak ważne w życiu człowieka?

Pierwsze zetkniecie się z przyjaznymi bakteriami zaczyna się u niemowląt wkrótce po urodzeniu. Świat jest pełen mikroorganizmów (w tym bakterii), a ludzie mają je na skórze, w jelitach oraz w innych organach.

Przyjazne bakterie są niezbędne do prawidłowego rozwoju układu immunologicznego, w celu ochrony przed czynnikami, które mogą powodować choroby, do trawienia i wchłaniania pokarmu i składników odżywczych.

U każdego człowieka występuje inna flora bakteryjna. Interakcje pomiędzy osobą a mikroorganizmami w jego ciele i między mikroorganizmami, mogą być kluczowe dla tej osoby w zakresie ochrony zdrowia i dobrego samopoczucia.

Zachwianie w balansie przyjaznych bakterii i innych bakterii, może być spowodowane dwiema głównymi przyczynami:

1. Przez antybiotyki, które zabijają przyjazne bakterie w jelitach wraz z nieprzyjaznymi.

2. Nieprzyjazne mikroorganizmy, takie jak bakterie powodujące choroby, drożdże, grzyby, pasożyty, mogą zakłócić tę równowagę.

Obecne badania naukowe nad przyjaznymi bakteriami są prowadzone w kilku różnych dziedzinach. Naukowcy próbują ustalić odpowiedź na pytanie, czy przyjazne bakterie mogą powstrzymać wrogie bakterie przed ich wzrostem i aktywnością w warunkach, takich jak:

- Biegunka w „podróży"

- Zespół jelita drażliwego

- Choroba zapalna jelit (np. wrzodziejące zapalenie okrężnicy i choroba Crohna)

- Zakażenie bakteriami Helicobacter pylori (H. pylori), które najczęściej powodują wrzody i wiele rodzajów chronicznego zapalenia żołądka

- Próchnica i choroby dziąseł

- Zakażenia pochwy

- Żołądek i infekcje dróg oddechowych

- Zakażenia skóry

Według sprawozdania z konferencji, istnieje zachęcająca ilość dowodów z badań konkretnych schorzeń, gdzie przyjazne bakterie mogą mieć zastosowanie:

- W leczeniu biegunki (zwłaszcza biegunkę spowodowaną rotawirusem)

- W zapobieganiu i leczeniu infekcji wirusowych w układzie rozrodczym, moczowym oraz bakterii vaginosis

- W leczeniu zespołu jelita drażliwego

- Aby zmniejszyć prawdopodobieństwo ponownego wystąpienia raka pęcherza

- Aby skrócić proces leczenia zakażeń jelit, które są spowodowane przez bakterie o nazwie Clostridium difficile

- W celu zapobiegania i zarządzania atopowego zapalenia skóry (egzema) u dzieci

Przyjazne bakterie były tradycyjnie uznawane za użyteczne w leczeniu różnych chorób przewodu pokarmowego.

# Kwas Moczanowy (Moczowy)

Oto definicja kwasu prezentowana na stronach Wikipedii:

Kwas moczowy (2,6,8-trioksypuryna) pochodna puryny. Wzór sumaryczny: $C_5H_4O_3N_4$. Tworzy białe kryształy trudno rozpuszczalne w wodzie. Kryształy kwasu moczowego w temperaturze 400°C rozkładają się wydzielając cyjanowodór. Łatwo ulega tautomerii keto-enolowej.

U zwierząt tzw. urykotelicznych (ptaki, większość gadów, niektóre owady i ślimaki lądowe) do 90% zbędnego azotu wydalane jest jako kwas moczowy. U ssaków kwas moczowy występuje w małych ilościach we krwi, wątrobie, śledzionie i w moczu. U człowieka i małp człekokształtnych jest końcowym produktem przemiany metabolizmu zasad purynowych pochodzących z pokarmu, z syntezy de novo oraz z rozpadu endogennych kwasów nukleinowych.

Około 75% kwasu moczowego jest wydalane z moczem, 25% przechodzi do przewodu pokarmowego i jest rozkładane przez bakterie jelitowe. Stężenie kwasu moczowego we krwi osób zdrowych wynosi 150-475 umol/l (2,5-8 mg/dl). Z moczem wydala się średnio 500 mg kwasu moczowego w ciągu doby w postaci wolnej lub w formie soli (zależnie od pH moczu). Kwas moczowy jest trudno rozpuszczalny w wodzie i w środowisku kwaśnym może odkładać się w stawach i w nerkach tworząc kamienie moczanowe. W środowisku zasadowym tworzy łatwo rozpuszczalne moczany.

Kwas moczanowy jest wytwarzany podczas podziału puryn, jednej z dwóch klas składników kompleksu białek i aminokwasów, które tworzą DNA i RNA.

DNA-Kwas deoksyrybonukleinowy (dawn. kwas dezoksyrybo-nukleinowy), w skrócie DNA (od ang. Deoxyribonucleic acid) - wielkocząsteczkowy organiczny związek chemiczny należący do kwasów nukleinowych. Występuje w chromosomach i pełni rolę nośnika informacji genetycznej organizmów żywych.

RNA - Kwasy rybonukleinowe, RNA - polimery kondensacyjne rybonukleotydów, występujące zarówno w jądrze komórkowym, jak i w cytoplazmie. Nukleotydy połączone są typowym dla kwasów nukleinowych wiązaniem fosfodiestrowym. W komórce występuje wiele klas kwasów rybonukleinowych różniących się pełnioną funkcją, a także masą cząsteczkową i strukturą.

Nasz organizm może przetwarzać puryny przy użyciu enzymu oksydazy ksantyny. Ale nad-konsumpcja żywności bogatej w puryny, będzie produkować więcej kwasu moczanowego niż ksantyna obecna w systemie może obsłużyć.

Ponadto, spożywanie alkoholu, szczególnie piwa (zawiera drożdże), niektóre choroby lub leki mogą osłabić układ enzymatyczny tak, że proces normalnego poziomu puryn zostanie zachwiany. Każdy brak równowagi może wywołać atak bólu podagrowego.

Aby kontrolować ataki podagry, należy kontrolować stężenie kwasu moczanowego. Pierwszym krokiem w kontrolowaniu stężenia kwasu moczanowego jest zmniejszenie spożycia żywności zawierającej puryny, ponieważ żywność ta powoduje wzrost produkcji kwasu moczanowego.

Należy unikać alkoholu, ponieważ alkohol utrudnia czynności nerek i przyspiesza nadprodukcję kwasu moczanowego w systemie.

Ważne jest również, aby zmniejszyć zużycie rafinowanych węglowodanów i tłuszczów nasyconych, unikać wysokobiałkowej diety, wprowadzać aminokwasy do organizmu, które wypierają kwas moczanowy z nerek.

Odkładanie się nadmiernie produkowanego kwasu moczanowego w tkankach mięśni czy stawach, spowodowane przyczynami jak wyżej, może trwać tygodnie, miesiące a nawet lata.

W momencie, kiedy tkanka jest przepełniona kwasem moczanowym, następuje jego krystalizacja, co w efekcie tworzy niesamowity ból ataku podagrowego.

Podsumowując wszystkie przyczyny nadprodukcji kwasu moczanowego, nie należy zapominać o takich faktach jak:

- Niewydolność nerek
- Stres
- Konsumpcja alkoholu
- Brak witamin
- Żywność bogata w puryny
- Przebyte choroby, uszkodzenia, operacje
- Lekarstwa bez recepty
- Brak przyjaznych bakterii
- Nadwaga
- Używanie antybiotyków
- Problemy układu krwionośnego
- Lekarstwa na inne schorzenia, czy na podagrę – wydawane na receptę
- Uszkodzenia stawów
- Żywność bardzo bogata w białka (mięsa, grochy, fasole, ryby, kraby, krewetki, ślimaki etc.)
- Chlorowana woda

Wątroba i nerki są odpowiedzialne za produkcję kwasu moczanowego. Organy te są jednocześnie odpowiedzialne za usuwanie jego nadmiaru z ciała.

Wygląda to jak paradoks, ale tak nas natura wyposażyła......


## Chlorowana woda

Jeśli nie jesteś przekonany o niebezpieczeństwach chloru w wodzie z kranu, oto wyciąg wypowiedzi fachowca - doktora Z. Rona

"Większość ludzi nie myśli o chlorze, jako swoim wielkim wrogu. Przede wszystkim nasi wybrani urzędnicy prowadzą propagandę gwarantującą nam, że chlorowane wody miasta są całkowicie bezpieczne dla ludzi. Liczne badania naukowe donoszą, że chlorowana woda jest środkiem drażniącym skórę i może być związana z wysypką i wypryskami. Chlorowana woda może zniszczyć wielonienasycone kwasy tłuszczowe i witaminę E w organizmie podczas generowania toksyn w stanie rodnikowej szkody (utlenianie). Może to wyjaśniać, dlaczego uzupełnienie diety w niezbędne nienasycone kwasy tłuszczowe, takie jak len, nasiona oleiste, olej z wiesiołka, ogórecznik
i przeciwutleniacze, takie jak witamina E, selen i inne pomagają w wielu przypadkach na wypryski i suchość skóry".

I dalej:

"Chlorowana woda niszczy znaczną część flory jelitowej i przyjazne bakterie, które pomagają w trawieniu pokarmu, który z kolei chroni organizm przed szkodliwymi patogenami.

Te bakterie są odpowiedzialne za produkcję kilku ważnych witamin, takich jak witaminy B12 i witaminy K. Chlorowana woda jest często przyczyną chronicznych chorób skóry, takich jak trądzik, łuszczyca, wypryski seborrhea. Chcąc oczyścić lub znacząco poprawić stan skóry należy zmienić wodę chlorowaną na nie-chlorowaną i uzupełnić dietę w Lactobacillus acidophilus i przyjazne bakterie".

"Chlorowana woda zawiera związki chemiczne zwane trihalometanami, które są czynnikami rakotwórczymi wynikającymi z połączenia ze związkami chloru w wodzie. Te chemikalia, znane także jako węglowodory chlorowane, są na ogół przechowywane w tkankach tłuszczowych ciała (piersi, inne tłuszczowe obszary, mleko matki, krew i nasienie). Węglowodory chlorowane mogą powodować mutacje zmieniając DNA, pomijając funkcje układu odpornościowego oraz ingeruje w naturalną kontrolę wzrostu komórek".

"Chlor – zostało to udokumentowane – przyczynia się do pogorszenia astmy, zwłaszcza u dzieci, które korzystają z chlorowanych basenów. Liczne badania wskazują również na wpływ chloru i chlorowanych produktów ubocznych na większą częstość występowania zapaleń pęcherza moczowego, raka piersi i jelita, jak również czerniaka złośliwego. Jedno z badań dowiodło, że używanie chlorowanej wody doprowadza do wrodzonych nieprawidłowości serca.

Wszystko, co możesz zrobić do filtrowania wody z kranu i z prysznica, co eliminuje lub nawet tylko minimalizuje chlor, z pewnością będzie pomocne i ewentualnie lecznicze dla układu odpornościowego i w zlikwidowaniu niektórych problemów zdrowotnych. Stosowanie urządzeń do filtrowania wody jest coraz bardziej popularne i tańsze.

„Masz więcej pytań i wątpliwości w tym temacie – porozmawiaj ze swoim lekarzem".

---

Po przeczytaniu powyższego, natychmiast zainstalowałam filtr w kranie do wody pitnej, chociaż używam wodę z własnej studni.

---

# Oddychanie i wypoczynek

<u>Oddychanie</u> jest jedną z podstawowych funkcji naszego organizmu, a my dość często nie doceniamy jak <u>ważne</u> jest <u>prawidłowe oddychanie dla naszego zdrowia.</u>

Proces oddychania ma na celu dostarczenie "bąbelków" tlenu głównie do naszego mózgu, a także do wszystkich innych komórek naszego ciała, które dzięki tlenowi mogą się regenerować.

Tlen potrzebny jest do spalania węgla (pierwiastka organicznego). Przez cały czas w naszym ciele spalają się substancje organiczne w tlenie, dostarczając nam energii.

Niektórzy piją kawę lub inne napoje "energetyczne", by "ożywić" organizm. W gruncie rzeczy oszukują samych siebie.

Chodzi tu bowiem o podniesienie ciśnienia krwi, które spowodowane jest wzmożonym procesem wydzielania adrenaliny. Gdy krew szybciej krąży, więcej tlenu zdoła dostarczyć do komórek w tym samym czasie.

W komórkach spala się w tlenie więcej "pokarmu", dzięki czemu czujemy się "żywsi", a dotleniony mózg staje się bardziej trzeźwy.

Gdy więc nauczymy się odpowiednio oddychać albo kierować ciśnieniem krwi według woli, wyzwolimy się od skutków ubocznych kofeiny.

W wielu religiach / systemach filozoficznych oddychanie cieszy się zasłużonym szacunkiem. W wielu kulturach wierzy się, że oddychanie to nie tylko czysto chemiczna reakcja, ale skomplikowany pod względem energetycznym proces, którego główna "akcja" rozgrywa się na wyższym niż fizyczny poziomie.

Gdy nauczymy się oddychać prawidłowo (a więc zgodnie z naturą, nie tak jak wymusiła na nas cywilizacja), będziemy:

- zdrowsi
- nauczymy się kontrolować narządy pozornie niezależne od woli ludzkiej, jak: serce, żołądek, nerki, wątroba (a także ciśnienie krwi)
- odniesiemy też wiele korzyści w rozwoju duchowym.


Nasz organizm czasami sam się dopomina od nas głębszego oddechu. Dlatego, gdy jesteśmy znużeni to chce nam się ziewać.

A teraz praktyka:

Jogowie hinduscy (którzy są specjalistami od właściwego oddychania) wyróżniają podział oddechu na 3 części:

1. oddychanie dolne
2. oddychanie środkowe
3. oddychanie górne

A także 4 fazy oddechu:

a. wdech
b. zatrzymanie oddechu
c. wydech
d. bezdech

1. Oddychanie dolne - w podobny temu sposób oddychają zazwyczaj mężczyźni. Jest to "oddychanie brzuchem". Chodzi o to, by jak najbardziej, jak najniżej wypiąć brzuch, przy jednoczesnym wciągnięciu klatki piersiowej. Opuszczamy, więc przeponę jak najniżej i wydymamy brzuch. Tak właśnie wygląda oddychanie dolne.

3. Oddychanie górne - w ten sposób najczęściej oddychają kobiety. Jest to "oddychanie klatką piersiową". A więc wciągamy brzuch, przepona idzie do góry i wypinamy klatkę piersiową (dla przesady możemy nawet odchylić barki w tył, łącząc łopatki). Wciągamy tyle powietrza ile się tylko da!

2. <u>Oddychanie środkowe</u> - jest etapem pośrednim między oddychaniem dolnym a górnym (celowo, więc opisywane na końcu). Postarajmy się wciągnąć brzuch i klatkę piersiową, a mimo to nabrać dużo powietrza. To trudne, ale nie niemożliwe. To właśnie jest oddychanie środkowe.

Pełny oddech - łączy te 3 etapy. Następują one po sobie w kolejności: 1, 2, 3. (dolne, środkowe, górne).

Gdy dojdziemy do perfekcji w opanowaniu tej metody, właściwym efektem będzie fala (na brzuchu). Jest to (poetycko mówiąc) fala harmonii, spokoju i mocy potężnego oceanu w nas samych.
A więc podsumowując:

- nabieramy powietrze wydymając tylko brzuch
- następnie powoli popuszczamy mięśnie splotu słonecznego, powoli pozwalając unieść się przeponie
- i wreszcie całe powietrze "przesuwamy" przeponą w górę i jak najwyżej
- powoli zaczynamy wciągać brzuch, a potem środek tułowia - wydychając.
- na koniec wciągamy klatkę piersiową wydmuchując z siebie całe powietrze do ostatniego pęcherzyka.

Bardzo ważna jest także rytmika oddechu. Tak, by np. - wdech zajmował 6 uderzeń pulsu (kroków, tyknięć zegara itp.) następnie zatrzymanie oddechu na 3 uderzenia i wydech na trwający 6 uderzeń i bezdech na 3 uderzenia.

Gdy dojdziecie do proporcji 16:8:16:8 uderzeń pulsu, nie zasapując się po 3 oddechach, to jesteście naprawdę dobrzy.
Kontrola oddechu (sanskryt - pranayama) - służy nie tylko dotlenieniu organizmu, ale także uspokojeniu ciała i ducha, uspokojenia myśli, a w końcu do zharmonizowania tych trzech: ciała, umysłu, duszy.


Wypoczynek – relaks.

Korzyści zdrowotne z praktykowania medytacji są tak wielkie, że każdy lekarz powinien przypisywać medytację swoim pacjentom.

Relaksacja. Według najnowszych badań neurofizjologów amerykańskich proces leczenia organizmu jest znacznie przyśpieszony, kiedy mózg znajduje się w określonym stanie.

Pojawienie się rytmów mózgowych alfa i theta powoduje wyraźne obniżenie się poziomu hormonów stresowych.

Występowanie wymienionych fal mózgowych w sposób znaczący podwyższa także sprawność immunologiczną organizmu. Dzięki świadomemu utrzymywaniu się w stanie alfa procesy zdrowotne zachodzą znacznie szybciej i sprawniej.

Kilkanaście minut dziennie poświęconych relaksacji ma naukowo udowodniony bardzo pozytywny wpływ na nasze zdrowie!

Tak więc ogromnymi korzyściami płynącymi z praktykowania relaksacji jest osiągnięcie idealnego zdrowia i usunięcie problemów związanych z napięciem i stresem.

Wiemy wszyscy jak ważne jest dla nas zdrowie. Relaksacja pozwala nam nie tylko radzić sobie z drobnymi przeziębieniami czy bólem głowy, ale również daje nam możliwość przezwyciężenia chorób – zwanych przez lekarzy – nieuleczalnymi.

Relaksacja skutecznie przeciwdziała szkodliwym psychologicznym i fizjologicznym efektom funkcjonowania człowieka w świecie pełnym stresu i pogoni za sukcesem.

Relaksacja daje nam chwilę wytchnienia. Jest to czas specjalnie dla nas, w którym możemy zagłębić się w siebie. Dać ciału, umysłowi i duszy siłę do zmagania się z problemami dnia codziennego.

Stosując odpowiednie techniki wyciszające możemy również osiągnąć tak dziś pożądany spokój wewnętrzny i harmonię.

Jeżeli rozluźniamy się 2-3 razy dziennie to ciało ma czas żeby znaleźć swoją wewnętrzną równowagę i radość. Mamy wtedy więcej możliwości, aby dać sobie radę z problemami dnia codziennego powodującymi napięcie nerwowe.

Afirmacje, bądź wyobrażenia stosowane podczas relaksacji powodują lepsze nastawienie do siebie, życia i ludzi. Daje nam to możliwość o wiele lepszego analizowania i rozwiązywania problemów oraz spojrzenia na nie z dystansu. Te wszystkie korzyści możemy uzyskać dzięki regularnej praktyce relaksacji.

Podczas głębokiego rozluźnienia i spowolnionego brzusznego oddychania ciało odpoczywa.

Stan głębokiego relaksu jest uzdrawiający dla całego organizmu. Zwalnia się metabolizm, słabnie napięcie mięśniowe, w zapisie EEG fal mózgu pojawia się rytm <u>alfa,</u> charakterystyczny dla stanu spoczynku i odprężenia.

Relaksacja uaktywnia prawą półkulę mózgową, dzięki czemu zaczynamy być bardziej kreatywni, zapamiętujemy szybciej i więcej, poprawia się nasza koncentracja. Myślimy bardziej twórczo i pozytywnie.

Czołowi amerykańscy koszykarze, korzystają z technik relaksacji. Metoda ta jest wykorzystywana w treningu olimpijczyków - wioślarzy. Najlepsze piłkarskie kluby Europy Zachodniej mają w swoich

szeregach    specjalistów    od    relaksacji    i
koncentracji!

Co daje relaksacja?

- Przyspiesza proces leczenia
- Poprawia pracę systemu immunologicznego (odpornościowego)
- Usuwa negatywne skutki stresu
- Pozwala odnaleźć wewnętrzną równowagę
- Daje uczucie wyciszenia i spokoju
- Powoduje lepsze nastawienie do życia
- Poprawia koncentrację i pamięć

---

Zadbanie o relaks i oddychanie, niejednokrotnie pozwalało mi przetrwać kilkugodzinny atak niesamowitego, rwącego bólu podagrowego.

---

Fale Alfa – Od 8 do 13 Hz, zmienna amplituda – spoczynkowa, charakterystyczna dla stanu relaksu, odprężenia, pojawia się, gdy leżymy z zamkniętymi oczami, przed zaśnięciem i rano po przebudzeniu. Wykorzystywane są w technikach szybkiego uczenia się.

Fale Beta - Od 12 do ok. 28 Hz, mała amplituda, niezsynchronizowane    –    rytm    gotowości, charakteryzuje szczególnie zwykłą codzienną aktywność, percepcję zmysłową i pracę umysłową, specyficzna aktywność beta towarzyszy również stanom po zażyciu niektórych leków.

Fale Theta - Zakres o częstotliwości 4-7 Hz. Fale theta są najczęściej występującymi falami mózgowymi podczas medytacji, transu, hipnozy, intensywnego marzenia, intensywnych emocji. Świadomość przy tej częstotliwości pozwala na kontrolowanie bólu fizycznego, a w skrajnych przypadkach nawet krwawienia. Dla tej częstości tok myśli staje się niespójny i zanikają związki logiczne, co wyraźnie widać na przykładzie myślenia w czasie marzeń sennych.

Dzięki wspaniałym osiągnięciom współczesnej technologii, znakomitym twórcom muzyki, naukowcom i ludziom zainteresowanym w poprawie swojego życia, mamy do naszej dyspozycji ogromną wiedzę i doskonałe, ciągle ulepszane „narzędzia" dostępne na rynku światowym, za nieduże pieniądze – do poprawy naszego zdrowia.

Jednym z takich łatwo dostępnych „narzędzi" są dyski CD z nagranymi dźwiękami w rytmie powyżej opisanych fal. Można je łatwo kupić na internecie lub w sklepach prowadzących sprzedaż nagrań muzycznych.
Polecam ten zakup, nawet za „ostatnie grosze", jakie masz Czytelniku do dyspozycji.

Sen - stan czynnościowy, ośrodkowego układu nerwowego, cyklicznie pojawiający się i przemijający w rytmie okołodobowym, podczas którego następuje zniesienie świadomości i zaczyna się bezruch (paraliż senny).

Długość snu u zwierząt znacznie się różni. U żyraf wynosi on 2 godziny na dobę, a np. u nietoperzy 20 godzin na dobę. U niektórych zwierząt (pingwiny, foki, delfiny) półkule mózgowe śpią na zmianę. Objawia się to zamknięciem oka przez śpiąca półkulę. Foki śpią w ten sposób, żeby wynurzać się w celu zaczerpnięcia powietrza.

Dobowe zapotrzebowanie na sen jest cechą indywidualną. Badania przeprowadzone na ponad 1 milionie osób w Kalifornii wykazały, że większość osób śpi 8-9 godzin na dobę, następna duża grupa osób śpi 7-8 godzin. W czasie całego swojego życia człowiek przesypia około 20 lat.

Ilość snu zależy od wieku – u noworodka jest to około 18 godzin dziennie, w kolejnych latach coraz mniej. Noworodek i małe dziecko sen dzieli na kilka części – u osoby dorosłej sen odbywa się w jednej większej części.

Rytm zapadania w sen jest regulowany poprzez natężenie światła (rytm sen/czuwanie jest definiowany na nowo po lotach samolotem) oraz poprzez bodźce społeczne. W eksperymentach, polegających na całkowitym odizolowaniu ludzi w pokojach bez okien, zegarów, telewizji, radia i telefonów, kiedy sami mogli sobie wybierać moment zasypiania i wstawania, większość badanych funkcjonowała w rytmie trzydziestu kilku godzin.

Może to znaczyć, że normalnym rytmem sen-czuwanie jest rytm dłuższy niż okołodobowy – jest on jednak nastawiany na 24-godziny.

Ewolucyjna rola snu w fizjologii nie jest dokładnie znana, jednakże ze względu na powszechność przypuszcza się, że ma fundamentalne znaczenie dla układu nerwowego.

Istnieje dodatnia korelacja pomiędzy rozwojem układu nerwowego a występowaniem snu. Hipotezy wyjaśniające potrzebę snu obejmują:

- oszczędność energii (spadek temperatury ciała)
- gospodarkę hormonami
- konsolidację pamięci
- stymulacje neuronów, które nie były aktywne podczas czuwania (aby zapobiec zaniknięciu nerwów – nieużywane narządy zanikają)
- zaniknięcie aktywności neuronów w rejonie miejsca sinawego (aby zapobiec zmianie wrażliwości – ciągle stymulowany narząd podwyższa swój próg wrażliwości).

Sen jest niezbędny do życia i prawidłowego przebiegu procesów psychicznych. Już jedna nieprzespana noc obniża sprawność psychofizyczną. Brak snu przez dłuższy czas powoduje szereg negatywnych efektów psychicznych i fizjologicznych:

- Zaburzenia nastroju
- Utrudnione skupienie uwagi
- Spowolnienie reakcji
- Długotrwałe (ok. tygodnia) pozbawienie snu lub zaburzenia fazy REM mogą prowadzić do stanów zbliżonych do psychozy, halucynacji (np. pacjent widzi ogień, itp.), oraz stanów paranoidalnych. Zaburzenia fazy REM występują także przy alkoholizmie.
- Upośledzenie aktywności układu immunologicznego – zaburzenia w liczbie białych krwinek, upośledzenie aktywności limfocytów w tym cytotoksycznych typu natural killer, które normalnie zwalczają nieprawidłowe komórki: zarażone wirusem lub zmienione nowotworowo.
- Doświadczenia na szczurach pokazały, że kilka tygodni deprawacji snu prowadzi do ich śmierci.

Według badań przeprowadzonych na szczurach w Princeton University w USA wykazano, że brak snu powoduje zaburzenia w części mózgu odpowiedzialnej za <u>tworzenie nowych komórek</u>.

Badania przeprowadzone na Proceedings of the National Academy of Science wykazały, że u szczurów, które nie mogły się wyspać pojawiła się nadwyżka kortykosteronu.

---

Przemyśl Drogi Czytelniku powyższe fakty
i definitywnie zadbaj o swój sen.

---

Po zrozumieniu tego rozdziału i zastosowaniu się do zaprezentowanej wiedzy i faktów, zrobisz Czytelniku pierwszy krok do uwolnienia się od bóli podagrowych.

Systematyczność i kontrola świadomego działania, pozwoliła mi wybudować bazę do kompletnego uwolnienia się od podagry i jej efektów – tragicznych, destruktywnych ataków bólu.

W następnym rozdziale omawiam w całości system odżywiania się.

# Struktura procesów trawiennych

Lekcje anatomii człowieka zakończone jeszcze w szkole podstawowej dawno zostały zapomniane. W tym rozdziale dla odświeżenia pamięci przedstawiam krótkie opisy podstawowych procesów naszego ciała.

Zbyt długo spoglądaliśmy w lusterka, szukając potwierdzenia piękna i młodości zapominając o podstawowych potrzebach ciała. Bez zadbania o nie, szybko nasza młodość, świeżość i piękno będzie do pooglądania tylko na zdjęciach, a lustro stanie się wrogiem.

Odżywianie - m.in. proces życiowy polegający na dostarczeniu pokarmu każdej żywej komórce (w sposób samożywny lub cudzożywny). Pobrany pokarm jest wykorzystywany przez organizm jako materiał budulcowy, energetyczny, zapasowy i regulatorowy.
Czy odżywianie to tylko napełnienie żołądka substancjami odżywczymi?

Otóż okazuje się, że nie. Odżywiona musi zostać każda komórka naszego ciała (podobnie jak w przypadku oddychania). Ze strawionego pokarmu substancje organiczne w postaci prostych substancji odżywczych są rozprowadzane za pomocą krwi po całym ciele. Wtedy dopiero mówimy o odżywianiu.

Odżywianie ma podstawowe znaczenie życiowe dla każdego organizmu. Warunkuje również utrzymanie dobrego zdrowia. Zbyt ubogie pożywienie lub jego złe wchłanianie czy trawienie powoduje niedożywienie i niedowagę.

Natomiast zbyt częste odżywianie, bądź spożywanie nieodpowiednich pokarmów powodować może nadwagę bądź otyłość. Właściwe odżywianie wymaga więc spożywania odpowiednich ilości dobrze przygotowanego pokarmu.

Pokarm – pożywka dostarczająca substancji chemicznych ważnych dla zachowania zdrowia i rozwoju organizmu. Są to tzw. składniki odżywcze spełniające wiele funkcji w organizmie:

- dostarczają budulca do tworzenia, odbudowy lub utrzymania tkanek;
- pomagają regulować procesy zachodzące w ciele;
- służą jako "paliwo" dostarczające energii.

Układ pokarmowy (systema digestorium) - system połączonych funkcjonalnie narządów służących zapewnieniu dostarczania organizmowi odpowiedniej ilości wody i składników odżywczych.

Zdecydowana większość składników pokarmowych (węglowodany, tłuszcze, białka), aby mogła zostać przyswojona musi wcześniej zostać strawiona, co polega na rozłożeniu wielkocząsteczkowych organicznych związków chemicznych na ich proste składniki budulcowe.

Złożony proces czynności układu pokarmowego można podzielić na kilka powiązanych ze sobą i skoordynowanych czynności:

- przesuwanie treści pokarmowej wzdłuż przewodu pokarmowego (perystaltyka)
- trawienie (połączone z wydzielaniem soków trawiennych i żółci)
- wchłanianie (absorpcja)
- czynność układu krążenia (krążenie krwi, chłonki, układ wrotny)
- koordynacja czynności układu pokarmowego (regulacja nerwowa, hormonalna, za pomocą autakoidów).

Trawienie

W procesie trawienia zaangażowanych jest wiele mechanizmów i układów (hormonalny, autonomiczny układ nerwowy), które w skoordynowany sposób doprowadzają do rozbicia składników pokarmowych do postaci, która będzie zdolna do wchłaniania (absorpcji) w przewodzie pokarmowym.

Jama ustna

U ludzi, proces trawienia zaczyna się już po pobraniu pokarmu do jamy ustnej. Dochodzi tam do zwiększenia wydzielania śliny, która zawiera enzym trawienny – amylazę ślinową. Pożywienie jest rozdrabniane, mieszane ze śliną i przeżuwane za pomocą zębów i języka. Amylaza rozpoczyna trawienie węglowodanów zawartych w pożywieniu. Następnie pokarm formowany jest w kęs pokarmowy i jest w trakcie połykania przemieszczany przez gardło i przełyk do żołądka.

## Żołądek

W żołądku pokarm mieszany jest z sokiem żołądkowym, który ze względu na wysokie stężenie kwasu solnego inaktywuje amylazę ślinową. Jednak do momentu zakwaszenia pokarmu amylaza ślinowa jest wciąż aktywna - w konsekwencji 20-40% wielocukrów zostaje rozłożonych.

W żołądku trawione są głównie białka, dzięki wydzielanej tam pepsynie, a lipaza żołądkowa zapoczątkowuje trawienie tłuszczów, ale tylko zemulgowanych (których źródłem są m.in. jajka i mleko). Brak trawienia tłuszczów jest spowodowany brakiem emulgacji - żółć jest wydzielana dopiero do dwunastnicy.

## Jelito cienkie

Dalsze trawienie przebiega w jelicie cienkim. Treść pokarmowa jest partiami przekazywana do dwunastnicy. Hormony jelitowe (sekretyna, cholecystokinina) pobudzają wydzielanie żółci, soku jelitowego oraz soku trzustkowego. W jelicie cienkim, a zwłaszcza w dwunastnicy ma miejsce zasadnicze trawienie.

Kwaśna treść pokarmowa przechodząca z żołądka, jest neutralizowana przez zasadowy sok trzustkowy, w celu umożliwienia działania enzymów trawiennych takich jak amylaza trzustkowa, chymotrypsyna, trypsyna, lipaza i innych.

Do dwunastnicy wydzielana jest również żółć zawierająca sole żółciowe, których zadaniem jest zemulgowanie tłuszczów, co czyni je bardziej podatnymi na działanie lipazy.

Tłuszcze są trawione przez lipazę trzustkową (wraz z kolipazą), która działa tylko w fazie wodnej, więc tylko na powierzchni. W wyniku trawienia powstają wolne kwasy tłuszczowe i 2-monoglicerydy, które są formowane wraz z kwasami żółciowymi w micele. W tej formie są one transportowane do rąbka szczoteczkowego enterocytów i tam wchłaniane.

W jelicie cienkim wchłaniane są małocząsteczkowe związki, będące produktami hydrolizy. Następuje tu również trawienie bakteryjne, które polega na rozkładzie niestrawionych kawałków pokarmu znajdujących się między kosmkami jelitowymi przez bakterie.

Jelito grube

W jelicie grubym ulega wchłanianiu woda oraz pewna pula witamin.

Niestrawione resztki pokarmowe są wydalane w postaci kału podczas defekacji.

**Człowiek** zaliczany jest przez naukowców do zwierząt wszystkożernych, ponieważ jest przystosowany do spożywania i trawienia pokarmów zarówno pochodzenia zwierzęcego, jak i roślinnego.

Niemniej jednak we wszystkich znanych społeczeństwach wybiera się z możliwych rodzajów pokarmu najlepsze i rozróżnia się pożywienie, które jest gorsze, którego się unika i takie, którego spożycie jest zabronione.

Ze względów zdrowotnych uzasadnione jest przede wszystkim unikanie spożycia pokarmów ciężkostrawnych i trujących.

Wszystkie inne zakazy i unikanie uważa się za przyswojone w społeczno-kulturowych ramach (grupach wyznaniowych, narodach czy kulturach) i dlatego zakazy takie znacznie różnią się od siebie.

Wybór pokarmu u człowieka nie jest jak u zwierząt podyktowany instynktem. Obserwacje naukowe wykazały, że małe dzieci do wieku dwóch lat są z zasady gotowe wkładać do ust i jeść wszystko, także kamienie, chrząszcze czy kał.

Wstręt do spożywania niektórych rzeczy nie jest wrodzony, lecz nabyty w drodze interakcji ze społecznym otoczeniem. U zwierząt nie stwierdzono prawdziwych emocji wstrętu.

Zakazany pokarm często kojarzy się z uczuciem wstrętu. Fakt, że to samo pożywienie, które w jednej kulturze uważa się bezsprzecznie za niejadalne, może być uważane jako przysmak w innej (np. mięso z psa), potwierdza, że reakcja wstrętu nie jest instynktem – nie jest więc związana z właściwościami obiektu, który jest zasadniczo jadalny.

Zdolność stłumienia reakcji wstrętu w ciężkich sytuacjach, np. podczas klęski głodu, i spożycia pokarmu obłożonego tabu, jest zróżnicowana indywidualnie. Zwykle silny wstręt przy jedzeniu powoduje wymioty, które uniemożliwiają dalsze spożywanie.

Ze znanych zakazów pokarmowych z całego świata najliczniej obłożonymi tabu są mięso i produkty zwierzęce – tylko mała liczba zakazów dotyczy roślin. Daniel Fessler i Carlos David Navarrete znaleźli w 12 badanych grupach kulturowych 38 rodzajów tabu pokarmowych dotyczących potraw ze zwierząt i tylko 7 potraw z roślin.

Na świecie Chińczycy wyróżniają się najmniejszą liczbą zakazów pokarmowych – w Europie Francuzi. Źródła historyczne wskazują na to, że liczba rodzajów tabu pokarmowego w Europie w czasach najnowszych wyraźnie wzrosła.

Metabolizm – całokształt reakcji chemicznych i związanych z nimi przemian energii zachodzących w żywych komórkach, stanowiący podstawę wszelkich zjawisk biologicznych. Procesy te pozwalają komórce na wzrost i rozmnażanie, zarządzanie swoją strukturą wewnętrzną oraz odpowiadanie na bodźce zewnętrzne.

Reakcje chemiczne składające się na metabolizm są zorganizowane w szlaki metaboliczne, w których substraty przekształcane są najczęściej za pomocą enzymów w serii reakcji w produkty – metabolity.

Enzymy pozwalają na przeprowadzanie mniej prawdopodobnych termodynamicznie reakcji, poprzez łączenie ich z odpowiednimi innymi reakcjami (dającymi odpowiedni efekt termodynamiczny netto lub elektrochemiczny). Pozwalają one również na regulację szybkości zachodzenia reakcji w zależności od zmian wewnątrz komórki lub sygnałów pochodzących spoza komórki.

Szlaki metaboliczne można podzielić na dwie duże klasy: przekształcające energię w postać użyteczną biologicznie oraz wymagające dostarczenia energii, aby mogły zachodzić.

Pierwsze z nich, będące reakcjami egzoenergetycznymi, w czasie których następuje przekształcanie związków organicznych w energię, nazywa się reakcjami katabolicznymi lub bardziej ogólnie katabolizmem.

Drugie natomiast, będące reakcjami endoenergetycznymi, czyli wymagające dostarczenia energii, jak tworzenie glukozy, lipidów lub białek, nazywa się reakcjami anabolicznymi lub anabolizmem.

Genetycznie uwarunkowane możliwości metaboliczne danego organizmu decydują o zakwalifikowaniu danej substancji jako "przydatnej" lub "nieprzydatnej" (lub nawet "trującej") i jej użyciu i przetworzeniu. Dla przykładu, niektóre organizmy prokariotyczne (np. bakterie z rodzaju Beggiatoa) używają siarkowodoru jako źródła energii, włączając go w swoje szlaki metaboliczne, podczas gdy m.in. dla zwierząt gaz ten jest trujący ($H2S$ blokuje oksydazę cytochromową). Tempo metabolizmu określa natomiast ilość pożywienia, jaka będzie niezbędna do prawidłowego funkcjonowania danego organizmu.

Szlaki metaboliczne wykazują duże podobieństwo nawet u gatunków o niezwykle dalekim pokrewieństwie. Przykładowo zestaw enzymów, tożsamych w funkcji i niezwykle podobnych w strukturze, biorących udział w cyklu kwasu cytrynowego można znaleźć zarówno u bakterii Escherichia coli, jak i u organizmów wielokomórkowych.

Ta uniwersalność szlaków metabolicznych jest prawdopodobnie efektem ich dużej wydajności, a więc istniejącej, dodatniej presji ewolucyjnej do ich podtrzymania, a także wczesnego pojawienia się w ewolucyjnej historii życia.

# Zasady i metody zachowań dla Podagrowca.

Po zastosowaniu wszystkich elementów z zasad i metod zebranych w tym rozdziale, osiągnęłam wolność życia bez ataków podagrycznych.

Metoda picia wody.

Używać wodę filtrowaną (najlepsza), destylowaną, lub wodę mineralną w butelkach. Woda mineralna jest sprzedawana w plastikowych opakowaniach i śmiem twierdzić, że nie zawsze rodzaj wody głoszony na naklejkach, jest faktycznie w butelce.

Dzienna dawka wody do wypicia jest zależna od wagi ciała. Reguła do przestrzegania to: każde 20 kilogramów wagi ciała wymaga wypicia 1 litra wody (4 szklanki na litr) dziennie. Wodę należy wypijać małymi łyczkami – małe, ale częste ilości wody lepiej stymulują wątrobę i nerki do płynnej pracy.

Bez stałego i prawidłowego nawodnienia ciała, istnieje tylko maleńka szansa na pozbywanie się nadmiaru kwasu moczanowego. Dobrze sobie to zapamiętaj – Czytelniku.

Jest to granica krytyczna – mniejsza ilość wody powoduje odwodnienie i spora ilość toksyn i kwasu moczanowego zostaje nie usunięta z ciała z moczem i kałem.

Wiadomo jak bardzo toksyny przeszkadzają w procesach metabolicznych. Wiadomo również, że toksyny są jedną z podstawowych przyczyn „starzenia się".

Absolutnie nie należy wliczać w dawkę dzienną wody innych płynów, jak kawa, herbata, wszelkie soki czy zupy. Bardzo ważne!

Na pól godziny przed posiłkami należy wypić przynajmniej ½ szklanki. Nie wolno pić podczas jedzenia. Należy pić tylko po skończonym posiłku.

Poranna Rutyna.

Ciało ludzkie wymaga 90 minut po przebudzeniu do kompletnego uruchomienia wielu procesów jak: szybszy obieg krwi- zwiększona praca serca, przetwarzanie bieżących bodźców (oczy, słuch, dotyk, węch) wymagających dużych ilości energii czy praca mózgu. Mózg w trakcie intensywnego myślenia zużywa ogromne ilości energii, o wiele większe niż najcięższa praca fizyczna.

Jak należy postępować w pierwszych 90 minutach?

Oto gotowa „ściąga".

Po wstaniu z łóżka, załatwieniu spraw w łazience, umyciu zębów (duża ilość drobnoustrojów i toksyn jaka zebrała się w ciągu snu w jamie ustnej jest trująca i lepiej ich nie zjadać), zagrzać wodę (w czymkolwiek ją grzejesz) do stanu ciepłego. Jednocześnie nastaw w osobnym garnku wodę np. z listkami eukaliptusa do inhalacji.

W oczekiwaniu na wodę, zjeść (można wyssać tylko sok) jednego grejpfruta lub dwie średnie pomarańcze. Te owoce doskonale stymulują pracę wątroby i nerek. Spożycie owoców, pomaga w wydaleniu resztek toksyn i kwasu moczanowego z poprzedniego dnia.

Następnie wypić dwie szklanki ciepłej wody z sokiem wyciśniętym ze świeżej cytryny. Małymi łyczkami! (Czas na wykonanie około 15-20 minut).

Popijając wodę, w przerwach wdychaj przez nos parę z garnka z listkiem eukaliptusa. W czasie snu zebrało się mnóstwo nieczystości w nosie i kanałach oddechowych. Należy je usunąć, bo przeszkadzają w swobodnym oddychaniu i w rezultacie pozbawiają ciało tlenu.

Kolejne czynności to lekka gimnastyka przez 30 minut. Cokolwiek lubisz robić – joga, rozciągania się, spacer, jazda rowerem, pływanie, aerobik – cokolwiek.

Prysznic powinien zająć 10-15 minut – zależy od upodobań.

Teraz możesz włączyć muzykę z dźwiękami alfa i theta.

Jeszcze wczorajszego dnia zdecydowałeś, co będziesz jeść na śniadanie. Po prysznicu jesteś gotowy do spożycia pokarmu. Zadbaj o dobry smak swojego śniadania i o dużą ilość witamin i minerałów w tym „czymś". Jest to Twój „fundament" na cały dzień.

Ja wypijam od jednej do dwu szklanek (niedużych) jogurtu ze zmiksowanymi owocami. Pyszne i łatwe w konsumpcji.

Po skończeniu śniadania, można spędzić kilka chwil na czytaniu czegoś motywującego lub na modlitwie. Dziesięć minut wystarczy.

Po wykonaniu powyższego mamy stworzoną solidną bazę energetyczną i mentalną na rozwiązywanie problemów, niespodzianek i trudów dnia.

Przestroga: Nie zajmuj się niczym innym w pierwszych minutach porannych. Nie podglądaj poczty elektronicznej, nie słuchaj wiadomości zostawionych na sekretarce telefonicznej, nie oglądaj telewizji, nie słuchaj radia – niepotrzebne Ci są żadne destruktywne informacje.
Masz cały dzień przed sobą – na załatwienie tych spraw.

Czas pierwszych 90 minut, należy do Twojego ciała i umysłu.

I jeszcze jedno – nie przejmuj się, że coś „wypadło" z listy wczoraj, dzisiaj zrób to z większą uwagą i starannością.

Pamiętaj – nowy nawyk wymaga 30 dni na utrwalenie się. A potem już działa automatycznie. Najtrudniejsze w przyswajaniu nowego nawyku jest pierwsze dziesięć dni.

Po upływie dziesięciu dni – zaczyna się konkretny bunt – a po co mi to, a na co, a było mi lepiej bez tego – to nasz uparty system samozachowawczy (bardzo fizyczny i automatyczny w działaniu), odpowiedzialny za nasz komfort, dyktuje swoje paragrafy i zniechęca do nowego nawyku. Nie poddaj się – wytrwaj te kolejne dziesięć dni.

Ostatnie dziesięć dni z cyklu trzydziestu – to już zaczyna się rutyna. Coraz mniej buntu, a coraz więcej radości z efektów nowego nawyku.

Dla lepszego zrozumienia ważności stosowania Porannej Rutyny proponuje małe ćwiczenie na wyobraźnię:

Wyobraź sobie, że zdecydowałeś się na budowę swojego wymarzonego domu. Architekt zrobił piękny plan twojego domu. Jesteś szczęśliwy z projektu i widzisz siebie w nowym, wygodnym i funkcjonalnym domu.

Zaczynasz budowę zgodnie z projektem. Zatrudniasz budowniczych, ale nie sprawdziłeś rekomendacji i wcześniej wykonanych prac przez wybraną firmę budowlaną . Zaufałeś, popędzany niecierpliwością do zamieszkania w swoim nowym domu. W trakcie prac budowania twojego domu, okazało się, że budowniczy źle zrobił fundamenty. Już w trakcie budowania pierwszej kondygnacji, ściany pękały, krzywiły się i wiele innych usterek każdego dnia było tuszowanych przez nieuczciwego budowniczego. Inspektorzy jednak odebrali twój dom, jako gotowy do zamieszkania.

Po paru tygodniach już zauważyłeś, że coś jest nie tak. Pęknięcia na sufitach, ścianach i pojawienie się grzyba w piwnicach, zepsuło całkowicie twoją radość z nowego domu. Zaczyna cię gnębić rozterka i bezradność. W końcu decydujesz się zatrudnić fachowca/inżyniera w celu wytłumaczenia ci przyczyn kolejno następujących zniszczeń. Okna pokrzywione, drzwi przestały się zamykać.
Inżynier stwierdził fakt źle zrobionych fundamentów. Wydał opinie o potrzebie naprawy. Nie pytając inżyniera o więcej, sam doszedłeś do wniosku, że poprawienie fundamentów, nie zmieni pęknięć, nie zamykających się drzwi i okien. Masz teraz wielki dylemat do rozwiązania – po kosztownej i nieprzewidzianej naprawie fundamentów, czeka cię wielki remont całej budowli.

Pomyśl, jak łatwo byś uniknął tych wydatków, kłopotów, straty czasu, i utraconej radości, gdybyś przed podjęciem budowy, sprawdził umiejętności budowniczego i wynajął fachowca do kontroli prowadzonych prac.

Tak samo się dzieje z twoim każdym dniem. Jeżeli nie zadbasz o fundamenty każdego dnia, łatwo możesz sobie wyobrazić dalsze efekty.

Zmęczenie pojawia się jeszcze w godzinach przed-południowych, brak koncentracji w tym co robisz, nerwowo odpowiadasz na pytania, stajesz się kłótliwy i resztką energii musisz się opanowywać, żeby nie wybuchnąć, jak bomba nad Hiroszimą.

Przeważnie godziny wieczorne spędzasz przed telewizorem, przyklejony do biernej „rozrywki", bo już nie masz w sobie dostatecznej energii na jakąkolwiek akcję.

W końcu pojawiają się różnorakie dolegliwości. Nadwaga, zadyszka, strzykanie w stawach itd. itp.

Życie staje się bezbarwne, coraz mniej powodów do radości i przyjemności.

Twoje ciało i duch zaczynają częściej chorować. Panowie lekarze zaczynają mieć w tobie klienta/pacjenta.

A teraz policz koszty pieniędzy wydanych na lekarzy, do tego dodaj stracone dni w pracy, dołóż koszty wszystkich źle podjętych decyzji, bo nie miałeś sił (energii) lepiej przeanalizować argumentów branych pod uwagę przy podejmowaniu decyzji. Gdybyś nie wydał tych pieniędzy na tak niepotrzebne wydatki, śmiem twierdzić, że już dziś byłbyś milionerem, a wiadomo jak pieniądze ułatwiają życie.

Stosowanie Porannej Rutyny definitywnie pomoże Ci w osiąganiu celów, które pragniesz osiągnąć.

No cóż, zgodnie ze starym przysłowiem „ można konia przyprowadzić do wodopoju, ale....nie można się za niego napić".

Od ciebie tylko Czytelniku zależy twoje zdrowie i bogactwo i tylko ty jesteś odpowiedzialny za swoje choroby i biedę. Proszę, przestań szukać winnych wkoło siebie, bo ich nie znajdziesz. Odpowiedzialność za twoje życie siedzi na twoich plecach.

Zasady stosowane w odżywianiu się.

Przy zakupach żywności unikaj produktów pakowanych w plastyk lub styropian. Nikt tak naprawdę nie wie, jakie reakcje chemiczne zachodzą między produktem żywnościowym a plastikiem. Wybieraj opakowania naturalne jak papier, karton czy szkło. Trzymaj się tej zasady, a na pewno będziesz mieć z niej korzyści zdrowotne i nie będą Cię dręczyć wątpliwości.

Unikaj grzania i gotowania w mikrofalówkach. Mnóstwo artykułów przeczytałam o tej wątpliwej wygodzie – fale podczerwieni użyte do grzania, to te same, co są stosowane przy prześwietleniach i zdjęciach rentgenowskich.

Czy jest zdrowo robić prześwietlenia każdego dnia?

Używaj naczyń szklanych i ze stali nierdzewnej. Dobre są też naczynia emaliowane i z kamionki.

Pozbądź się teflonu ze swojej kuchni!

Unikaj aluminium – nie owijaj swojego jedzenia w folię aluminiową. Aluminium łatwo wchodzi w reakcje chemiczne z produktami żywnościowymi. Najlepszy jest papier, pergamin lub papier nawoskowany, taki jak jest stosowany przy zakupach garmażeryjnych.

Nigdy się nie spiesz przy jedzeniu. Musisz mieć czas na długie żucie pokarmu. Ponad 30% trawienia odbywa się w jamie ustnej – pod wpływem śliny. Pisałam o tym we wcześniejszym rozdziale.

Kupuj tylko produkty świeże, dobrej jakości i organiczne. Każda dodatkowa dawka chemikalii dla Podagrowca to szansa na kolejny atak bólu.

Owoce, jarzyny i wszystkie inne rośliny wybieraj starannie – bez widocznych uszkodzeń. Nie wiesz, kto miał owoc w rękach i ile „żyjątek" zdążyło się wepchnąć w to skaleczenie.

Wszystkie owoce, bez wyjątku należy obierać ze skórki. W skórkach jest najwięcej puryn, a puryny, wiadomo wróg Podagrowca.

Przygotowuj jedzenie tuż przed porą posiłku. Nigdy nie gotuj „na jutro". Nie zaoszczędzisz wiele czasu gotując na zapas.

Sen. Dobry sen wymaga dużo tlenu w pomieszczeniu, w którym śpimy. Bez względu na temperaturę na zewnątrz, zawsze miej otwarte okno – nawet mała szparka ma duże znaczenie. Jeżeli jest zimno – zwiększ ogrzewanie, ale nigdy nie zamykaj okna.

Dbaj o wygodne łóżko a w nim o dobry materac. Pościel pierz przynajmniej raz na tydzień. Przez okres tygodnia w pościeli zbierze się dostatecznie dużo „zużytej" skóry i potu, które są doskonałym pożywieniem dla bakterii – roztocze. Nie warto z nimi wchodzić w symbiozę.

Ustal swoją godzinę udawania się na spoczynek. Na godzinę przed snem, nigdy przenigdy nie oglądaj telewizji czy filmów.

Wrażenia i emocje z oglądanych fikcyjnych scen nasz umysł traktuje poważnie – nie odróżnia fikcji od rzeczywistości. Wszystkie zaobserwowane sceny i zjawiska prezentowane bierze jako „prawdziwe" i wywołane przez nie emocje są tak samo traktowane jak faktyczne zdarzenia.

Emocje zawsze potrzebują dużo czasu i energii na „przetrawienie", więc, po co tracić energie? I tak nie mamy jej za dużo.

Ciało ma odpoczywać w czasie snu i regenerować zużyte komórki. Do tego jest potrzebna energia – więc prosty wniosek – emocje są silniejsze od zużytych komórek, pochłoną energie i ciało nie będzie prawidłowo odnowione po przebudzeniu.

Proszę, nie oglądaj TV czy filmów na godzinę przed snem.

Godzinę przed udaniem się na nocny wypoczynek dobrze jest spędzić na krótkim spacerze, na czytaniu czegoś lekkiego i motywującego, na słuchaniu relaksującej muzyki. Nasz umysł w tej godzinie ma prawo do odprężenia, po przeżyciach całego, mozolnego dnia. Zrelaksowany mózg lepiej zadba o odnowę organizmu – a przecież to jest cel sam w sobie.

Pamiętaj o wypiciu szklanki ciepłej wody z sokiem wyciśniętym ze świeżej cytryny – na pół godziny przed snem. To dodatkowa stymulacja dla naszych ważnych organów – wątroby i nerek.

W porze naszego snu one pracują nad usuwaniem kwasu moczanowego. Pamiętasz?

<u>Wypoczynek i dotlenianie</u>. Znane każdemu powiedzenie „nie tylko pracą człowiek żyje" jest warte rozwagi i motywujące do zaplanowania odpoczynku i relaksu.

Wszystko zależy od nas samych, jak wiele czasu dziennie przeznaczymy na relaks i wypoczynek.

To nie czas nami rządzi, to my rządzimy czasem.

Co najmniej godzina dziennie powinna być spędzona na świeżym powietrzu w obcowaniu z przyrodą. Warto pamiętać o naszym ciele, które przed wiekami hasało swobodnie po lasach i górach przez cały dzień.

Ciało nasze dobrze pamięta te czasy i wcale nie jest szczęśliwe z zamieszkiwania w naszych komfortowych „konserwach" ze sztucznym chłodzeniem czy ogrzewaniem.

Długi spacer w okolicy zadrzewionej, brzegiem jeziora albo oceanu nie zastąpi żadna najlepiej wyposażona siłownia. Ruch ciała na świeżym powietrzu, zsynchronizowany z przepływającymi energiami świata naturalnego czyni cuda zdrowotne.

Szczególnie w słoneczny dzień. Takie spacery uaktywniają wszelkie procesy nieustannie prowadzone w naszych ciałach.

Spacer nie szybkim krokiem daje najwięcej relaksu. Biegu w dawnych czasach, przed wieloma laty, ciało ludzkie używało tylko w momentach zagrożenia – w ucieczce przed niebezpieczeństwem. Bieg nie należy do naturalnego sposobu poruszania się.

# Sztuka kulinarna Podagrowca.

Sztuka kulinarna to ogół zagadnień związanych z przygotowywaniem potraw. Często używa się tego pojęcia w znaczeniu umiejętności przygotowywania różnych potraw w sposób smaczny, pożywny i estetyczny.

W różnych regionach świata, zależnie od dostępności źródeł pożywienia i wielowiekowej tradycji, wykształciły się różnorodne zwyczaje kulinarne.

Kilka podstawowych zasad w Sztuce Kulinarnej Podagrowca.

1. Używamy tylko oleju kokosowego do gotowania, smażenia i pieczenia. Tylko ten olej organizm ludzki jest w stanie strawić.
2. Unikamy smażenia naszych pokarmów.
3. Używamy parowania i gotowania.
4. Stosujemy świeże krowie masło w miarę potrzeb.
5. Do przetwarzania używamy tylko produkty świeże, bardzo dobrej jakości i organicznego pochodzenia
6. Wszystkie owoce i jarzyny obieramy ze skórek przed użyciem do dalszego przetwarzania, lub bezpośrednią konsumpcją
7. Nie gotujemy „na drugi dzień" dzisiaj

8. Do gotowania używamy tylko filtrowanej, destylowanej lub mineralnej wody.
9. Używamy tylko naczyń szklanych, porcelanowych, emaliowanych, kamionkowych lub ze stali nierdzewnej.
10. Używamy tylko i wyłącznie soli morskiej

# Dieta Oczyszczająca.

Parę cytatów z różnych źródeł.

---

„ Na dobre lub na złe, jedzenie jest najsilniejszym
lekarstwem, które kiedykolwiek weźmiesz"

„ Nieprawidłowe odżywianie się nie jest przyczyną
wszystkich chorób, ale prawidłowe odżywianie się
może wyleczyć wiele i przyniesie ulgę w wielu"

„Jedz żeby żyć, nie żyj żeby jeść"

„Niektóre jedzenie jest jak ogień i puder;
nieszkodliwe osobno, ale trujące razem"

„Zmień swoją dietę całkowicie, a Twój umysł
zmieni się w tym samym czasie"

---

Taaak, nie daremnie się mówi – przysłowia
mądrością narodów.

Najpierw należy się pozbyć „śmieci" z naszego
organizmu. A w tym przypadku głównym
śmieciem są kryształy kwasu moczanowego,
pozapychane w każdą tkankę ciała – schowane,
czekające na wolne moce przerobowe układu
wydalniczego.

Oh, bardzo cierpliwe te kryształki, czasami
czekają przecież długimi latami na usunięcie.

Przyszła pora je uwolnić. Oto dieta oczyszczająca.

Pierwsze trzydzieści dni (30 dni albo 4 tygodnie) w procesie likwidowania złogów kryształów kwasu moczanowego (czasami wieloletnich) wymaga specjalnej uwagi i dyscypliny. Oprócz wprowadzenia nowych nawyków ( oddychanie, prawidłowy i długi sen, picie wody, poranna rutyna, relaks) należy przyzwyczaić się do nowego sposobu odżywiania.

Nowy etap życia, życia bez bólu, trzeba zacząć od zakupów potrzebnych produktów żywnościowych.

Oto lista potrzebnych produktów do kuchni Podagrowca. Nie wymieniam ilości, zawsze jest czas na uzupełnienia).

Nabiał: kwaśna śmietana, maślanka, czysty jogurt, biały ser (wiejski, twarożek), niesolone masło krowie, beztłuszczowe mleko.

Przyprawy: czosnek w pudrze, czosnek w główkach, imbir, kminek, papryki ostre i słodkie, ziarna lnu, ziarna selera, pietruszka suszona, cynamon, sól morska, goździki, rozmaryn, pieprz czarny, listki laurowe, ziele angielskie, rodzynki, tymianek, bazylia, kminek w pudrze i w ziarnach, gałka muszkatołowa w proszku,

Tłuszcze: czysty olej kokosowy, świeże, niesolone masło.

Owoce: winogrona bez pestek, truskawki, czarne jagody, maliny, wiśnie, czereśnie, śliwki, ananas, pomarańcze, cytryny, grejpfruty, banany, gruszki, kiwi, jabłka, świeże figi, melon, świeży orzech kokosowy, kantalopa, arbuz, daktyle,

Jarzyny: ziemniaki w brązowych skórkach lub czerwonych ( nie młode i nie z napisem „białe") główka świeżej kapusty, korzeń i łodygi selera, marchewka, pietruszka (liście i korzeń), cebula, kukurydza w kolbach lub mrożona, avocado, zielone ogórki, pomidory, cukinia, squash,

Ziarna: brązowy ryż lub dziki/czarny, orzechy laskowe, włoskie, migdały, i inne rodzaje orzechów, kukurydza.

Słodzenie. Czysty prawdziwy syrop klonowy, czysty (bez cukru) miód i daktyle lub stevia.

Zakupy zrobione, produkty schowane do lodówki i teraz możemy kucharzyć.

W okresie diety oczyszczającej jemy kalorycznie ( ilości kalorii zjadamy takie same jak w starej diecie), dużo, bardzo dużo nabiału, zwłaszcza jogurtu – w celu odbudowy flory Przyjacielskich Bakterii.

Bardzo ważne: każdy dzień musi zawierać dostateczną ilość kalorii, witamin, minerałów, proteiny ( nie jemy mięsa ani ryb) i odpowiednią ilość wody ( 20kg wagi ciała – 1 litr wody). Nie wolno nam raptownie chudnąć, bo w każdym gramie tłuszczu jest taka ilość puryn jak w dwu kilogramach mięsa. Po zastosowaniu się do wszelkich rad, Twoja waga sama wróci do normy, która jest charakterystyczna dla Ciebie.

Przepisy są napisane na jedną osobę. Oczywiście chcąc nakarmić więcej osób chętnych na jedzenie Podagrowca, mnożymy proporcje produktów przez 2, 3, 4 itd.

# Gotujemy!!!

## 1. Gołąbki.

Parę oderwanych listków z kapusty (białej) parzymy w maleńkiej ilości wody przez kilka minut – do średniej miękkości.
Po sparzeniu, czekamy chwilę do ostygnięcia. Przygotowany farsz zawijamy w liście. Gotowe gołąbki wkładamy do kamionkowego, żaroodpornego naczynia i pieczemy przez trzydzieści minut w średniej temperaturze w piekarniku. Po wyjęciu układamy na talerz i polewamy je sosem wcześniej przygotowanym.
Obok gołąbków kładziemy parę plasterków świeżego ananasa (pamiętasz? Nic z puszek czy konserw).
Na deser można mieć garść czereśni, truskawek lub melona.

*Farsz*: gotujemy szklankę brązowego ryżu w dwóch szklankach wody. Do miękkości – nie zupełnej. Do gotowania dodajemy łyżeczkę oleju kokosowego, sól morską – do smaku, pokrojoną w kostkę jedną czerwoną paprykę, jedną marchewkę startą na wiórki, małą cebulę drobno posiekaną, połowę średniego jabłka startego na tarce (bez skórki), jeden ząbek czosnku – zgnieść, garstkę (łyżka stołowa) posiekanej natki pietruszki. Zmielić kilka orzechów (nieważne jakich) i 8-10 migdałów. Wsypać wszystko do gotującego się ryżu. Ryż przyprawić szczyptą mielonego kminku i czarnym pieprzem.

*Sos* do gołąbków: Obrać ze skórki dwa średniej wielkości pomidory, wycisnąć sok do szklanej miseczki. Resztki z pomidorów zmiksować z dwoma łyżkami stołowymi jogurtu i dwoma łyżkami kwaśnej śmietany. Dodać do smaku sól i puder z ostrej papryki, masę zmieszać w miseczce z wyciśniętym sokiem z pomidorów.

## 2. Kotlety z selera.

Średniej wielkości korzeń selera dobrze wypłukać z piasku i gotować w niewielkiej ilości do miękkości – tak, żeby się nie „rozlatywał" po przekrojeniu. Ugotowany i lekko przestudzony seler, obieramy ze skórki. Kroimy go na plastry do dwu centymetrów grubości. Na rozgrzany olej kokosowy w patelni kładziemy pokrojone plastry selera. Przypiekamy szybko do zarumienienia się i odwracamy na drugą stronę. Posypujemy plastry solą do smaku i prószymy świeżym rozmarynem drobniutko posiekanym. Wyjmujemy na talerz i polewamy sosem wcześniej przygotowanym.

Obok kładziemy dwie łyżki stołowe białego twarożku, posypanego ziarnami lnu i czarnymi jagodami lub innymi owocami ( wydrążone czereśnie, wiśnie, maliny, posiekany w małe kawałki melon lub kantalopa) lub rodzynkami.

*Sos.* Do miksera wkładamy dwie łyżki stołowe kwaśnej śmietany i dwie jogurtu. Szczypta soli morskiej do smaku, szczypta ziaren selera, dwie łyżki stołowe posiekanego szczypiorku lub zielonej cebulki lub zwykłej cebuli, ząbek czosnku, płaską łyżeczkę świeżego masła, szczypta ostrej/najostrzejszej papryki. Dobrze zmiksować i sos gotowy! Pyszny!

## 3. Gotowane ziemniaki w „mundurkach" (razem ze skórką).

Weź dwa średnie lub duże (zależy od apetytu) ziemniaki w brązowej skórce, dobrze wymyj pod bieżącą wodą (oczywiście woda z kranu, ale filtrowana) i ugotuj do miękkości – nakłuj widelcem, czy łatwo wchodzi, będzie wiadomo czy już miękki.

Ziemniaki się gotują, a Ty w tym czasie przygotuj resztę.

Pokrój drobniutko trochę natki pietruszki, zielonej cebulki i koperku. Posypiesz ziemniaki po rozkrojeniu na połowy, razem ze skórką, po uprzednim położeniu świeżego masła. Posyp gotowe ziemniaki szczyptą soli do smaku i jak lubisz czarnym pieprzem.

Przygotuj mizerie. Jeden zielony ogórek pokrój w cienkie plasterki i włóż do szklanej/porcelanowej/kamionkowej miseczki.

Posyp ogórki pokrojonym szczypiorkiem, posyp troszkę soli i czarnego pieprzu. Trochę zielonego koperku nie zaszkodzi. Dołóż dwie łyżki kwaśnej śmietany – wymieszaj. Mizeria gotowa.

Ugotuj filiżankę ziaren kukurydzy (może być mrożona). Kukurydza ma ogromne ilości proteiny – w pełni zastępuje zapotrzebowanie na dzienne dawki łatwo strawnego białka ( i w dodatku – bez puryn ).

Dodaj do tego zestawu kawałek melona lub jabłko lub jakiś inny owoc, na który właśnie masz ochotę.
Nie zapomnij wypić wodę po skończonym posiłku.
Małymi łyczkami!


## 4. Ryż z migdałami.

Wsyp na gotującą wodę (dwie i pół szklanki wody) szklankę brązowego ryżu i pół szklanki obranych migdałów (migdały są bardzo bogate w proteiny-białko).

Migdały możesz namoczyć wcześniej w ciepłej wodzie, około godziny – łatwo schodzi skórka. Dołóż do gotującego się ryżu łyżeczkę oleju kokosowego, dwa goździki, szczyptę cynamonu, soli do smaku. Możesz dodać garstkę rodzynek, jeżeli lubisz na słodko.

Do piekarnika włóż dwa całe jabłka. Ze skórką. Po upieczeniu, wydłub łyżeczką pestki ze środka. W otwór po pestkach daj trochę czystego, bez cukru miodu. Połóż na talerz i oprósz jabłka cynamonem.

Uwaga: nie zjadaj jabłkowej skórki! Jako dodatek i uzupełnienie przygotuj jednego banana, pokrojonego w plasterki i ułóż na talerzu obok jabłek. Ryż gotowy, nałóż na talerz i ...smacznego!

## 5. Kukurydza z kapustą.

Najpierw zrobimy kapustę. Cwiartkę główki białej kapusty poszatkuj na grube wióry.

Obierz marchewkę i zetrzyj ją na wiórki. Pokrój jedną laskę zielonego selera w drobne kostki lub plasterki. Obierz jednego, niedużego ziemniaka i pokrój na drobne kawałki. Obierz ze skórki jednego pomidora, pokrój. Jedna średnia cebula pokrojona w kawałki.

Wszystkie jarzyny wsyp do garnka z małą ilością wody i zagotuj. Gotuj 5 do 10 minut. Wybierz podgotowane jarzyny, poczekaj aż trochę przestygną, dodaj do nich soli do smaku, kminku w pudrze, średnio ostrej zmielonej papryki i zmiksuj je na papkę.

Pokrojoną kapustę wsyp do garnka, w którym gotowały się jarzyny i włóż jeden listek laurowy z paroma ziarenkami angielskiego ziela. W miarę potrzeby dolej troszeczkę wody i dołóż płaską łyżkę stołową oleju kokosowego. Potrzymaj kapustę w małej temperaturze – nie doprowadzać do silnego wrzenia. Pod przykryciem gotować 5-7 minut i dołożyć do kapusty zmiksowane jarzyny z przyprawami. Gotować dalsze 5 minut. Do ugotowanej kapusty wsyp pokrojoną natkę pietruszki i koperek. Ufff, wspaniały smak.

Ugotuj jedną szklankę ziaren kukurydzy, w troszeczkę osolonej wodzie.

Zetrzyj na tarce jedno, soczyste, trochę kwaśnawe jabłko, wcześniej obrane ze skórki. Dołóż do startego jabłka łyżkę kwaśnej śmietany i dobrze wymieszaj. Na ugotowaną kukurydzę połóż kawałek surowego masła – pod wpływem temperatury kukurydzy szybko się roztopi. Następnie wyłóż jabłko ze śmietaną na kukurydzę na talerzu.

Wyjm kapustę i połóż również na talerzu, obok kukurydzy. Jako przystawka – ćwiartka pokrojonego ananasa.


**6. Pure ziemniaczane z kukurydzą. Sałatka z selera i marchewki, biały twarożek.**

Dwa ziemniaki (nieduże) ugotuj na miękko. Po odcedzeniu wody, dodaj ½ szklanki ugotowanej kukurydzy, sól do smaku (nie za dużo!), łyżkę stołową masła i pół szklanki słodkiej śmietanki (takiej jak do kawy). Zmiksuj wszystko na „papkę". Pure gotowe posyp szczyptą posiekanego koperku lub pietruszki.

Ćwiartkę korzenia selera, ząbek czosnku, jedno jabłko (kwaśnawe) obrane ze skórki, jedna marchewka. Wszystko zeszatkuj na wiórki na tarce. Dołóż łyżkę kwaśnej śmietany. Wymieszaj. Sałatka gotowa.

Wyłóż na talerz, obok pure ziemniaczanego z kukurydzą i 2-3 łyżek białego twarożku. Danie gotowe.

## 7. Zupa ziemniaczana.

Jedna marchewka, jeden korzeń pietruszki, jedna czerwona lub zielona papryka, jedna laska zielonego selera, jeden nieduży ziemniak, jeden ząbek czosnku, jedną niedużą cebulę. Jarzyny, uprzednio dobrze wymyte pod bieżącą wodą poszatkować na kawałki i wrzucić na szklankę gotującej się wody. Po dziesięciu minutach gotowania – wyjmij wszystkie jarzyny z garnka, przestudź i zmiksuj.

Do wody pozostałej z gotowania jarzyn, dolej 4 szklanki dodatkowo i zagotuj. Obierz dużego ziemniaka i pokrój go w średniej wielkości kostkę. Do gotującej wody wsyp pokrojonego ziemniaka i zmiksowane jarzyny. Włóż jeden listek laurowy, parę ziarenek ziela angielskiego, szczyptę gałki muszkatołowej, szczyptę soli, pieprzu i papryki. Gotuj do miękkości pokrojonego kartofla około 15 minut.

## 8. Zupa pomidorowa.

4-5 pomidorów obranych ze skórki, jedna marchewka, jeden średni korzeń pietruszki, jedna laska selera zielonego, ½ ziemniaka, jedna cebula, jeden ząbek czosnku. Wszystko pokroić na kawałki i wsypać na jedną szklankę wrzącej wody. Gotować w niskiej temperaturze około dziesięciu minut. Wyjąć jarzyny łyżką cedzakową i po ostygnięciu zmiksować.

Do resztki wody dolać dodatkowe 4 szklanki i doprowadzić do wrzenia. Doprawić wodę szczyptą soli, wsypać pokrojoną bazylię ( lub suszoną) do smaku, szczyptę ostrej papryki w proszku i stołową łyżkę oleju kokosowego. Wsypać zmiksowane jarzyny z pomidorami.
Gotować około dziesięciu minut.

Posiekaną natkę pietruszki ze świeżą bazylią wymieszać z jedną szklanką jogurtu ze śmietaną ( pół jogurtu i pół kwaśnej śmietany). Przygotowaną „zaprawkę" wlać do garnka i zagotować. Po zawrzeniu wyłączyć. Zupa gotowa.

Można podawać z pieczonym kartoflem w piekarniku, posypanym solą (jak lubisz) i z masłem.

## 9. Ryż z nektarynkami.

Jedną szklankę brązowego ryżu wsyp do garnka z trzema szklankami wody. Włóż jedną łyżkę oleju kokosowego, soli do smaku, 4 posiekane daktyle, garstkę rodzynek, łyżkę stołową czystego miodu, pół szklanki obranych migdałów ze skórki. Gotuj ryż 30 minut.

Weź 4-5 dorodnych i świeżych nektarynek, rozkrój je na ćwiartki i zdejm z nich skórkę.

Do szklanki nalej/włóż kwaśną śmietanę i jogurt. Dobrze wymieszaj.
Połowę ugotowanego ryżu wyłóż do szklanego, żaroodpornego naczynia. Na ryżu poukładaj pokrojone nektarynki. Na nektarynki wyłóż resztę ryżu. Włóż naczynie do piekarnika i piec przez 25 minut. Wyjmij naczynie z ryżem i na powierzchnię ryżu wyłóż śmietanę z jogurtem. Ponownie włóż do piekarnika na dziesięć minut. Danie gotowe.

## 10. Zupa jarzynowa.

Produkty: 1 marchewka, 1 nieduża cebula, 1 korzeń pietruszki(nie- duży), 1 laska zielonego selera, 1/6 niedużej główki białej kapusty, 1 duży ziemniak w czerwonej skórce. Umyj jarzyny pod bieżącą wodą (filtrowaną ) i pokrój.

Do garnka nalej 2 litry wody i zagotuj. Do gotującej wody włóż łyżkę stołową oleju kokosowego, szczyptę soli, pieprzu, 1 listek laurowy, parę ziaren ziela angielskiego, szczyptę ziaren selera, ostrej papryki i kminku.

Wsyp pokrojoną kapustę, seler, marchewkę, cebulę, pietruszkę i zamieszaj. Gotuj powoli 25 minut. Teraz dołóż pokrojonego ziemniaka.
Gotuj jeszcze 10 minut – do miękkości ziemniaka.
Wyłącz i dodaj do zupy jedną łyżkę śmietany i posiekaną natkę pietruszki.

## 11. Jogurt z owocami.

Litr czystego jogurtu włóż do miksera. Dołóż plastry z obranego mango, 2-3 daktyle, jedną obraną kiwi, szklankę świeżych malin lub czarnych jagód(borówek). Jak lubisz słodkie, to dołóż łyżkę stołową miodu.  Zmiksuj. Bardzo dobre na pierwsze śniadanie. Połowę zjedz na śniadanie, a drugą połowę  do lodówki i będziesz miał deser po obiedzie.

Do jogurtu można dodawać wszystkie inne owoce, z listy owoców powyżej. Kwestia smaku i gustu.

## 12. Sałatka ryżowa (dobra na wynos)

Wlej 3 szklanki wody do garnka i zagotuj. Wsyp 1 szklankę brązowego ryżu do gotującej się wody. Dołóż 3-4 ząbki posiekanego czosnku, trochę zielonego selera, szczyptę soli, łyżeczkę oleju kokosowego, ½ szklanki obranych ze skórki i posiekanych migdałów, ½ szklanki posiekanych i obranych ze skórki orzechów włoskich (lub laskowych). Do ugotowanego ryżu i wystudzonego dodaj jedno obrane i posiekane jabłko. Wduś sok z 1 świeżej cytryny. Wymieszaj i ...smacznego.

## 13. Sałatka z kukurydzy (dobra na wynos)

Szklankę gotowanej kukurydzy wyłóż do szklanej miski. ¼ ananasa pokrój w kostkę (wielkość kostki dowolna – tak, jak lubisz), dodaj 1 banan w plasterkach, 1 kiwi i włóż pokrojone owoce do miski z kukurydzą. Można wycisnąć sok z cytryny dla lepszego smaku. Dobrze wymieszać... i sałata gotowa.

## 14. Sałatka ziemniaczana ( dobra na wynos)

Ugotuj 1 duży ziemniak w brązowej skórce. Pokrojony ziemniak w kostkę wsyp do szklanej miski. Dodaj 1cebulę (średnią), 2 ząbki czosnku. 1 jabłko obrane ze skórki posiekaj na drobne kawałki. Dołóż do miski z pokrojonym kartoflem.

Posyp szczyptą soli, ziaren z selera, majeranku i pieprzu. Wyduś sok z jednej cytryny. Wymieszaj i ...sałatka gotowa.

## 15. Sałatka owocowa z winogronem (dobra na wynos)

Weź 1 banan, kilka truskawek, kilka czereśni i wiśni, 1/6 kantalopy, parę świeżych fig. Pokrojone owoce (wg. uznania – kostki, paski, większe lub mniejsze) wsyp do szklanej miski. Dołóż szklankę białych winogron bez pestek. Posyp ½ łyżeczki siemienia lnianego. Wymieszaj. Sałatka gotowa.

*Każdy dzień z powyższej diety, powinien zawierać dużo nabiału, ryżu i kukurydzy. Dieta musi być bardzo urozmaicona każdego dnia, ponieważ potrzebna jest odpowiednia ilość witamin, białka i minerałów.*

Po skończonej diecie oczyszczającej możesz powoli wprowadzać inne produkty. Jeden nowy produkt dziennie – np. jajko, lub kawałek mięsa lub ryby. Stosuj dania z diety oczyszczającej permanentnie w swoim jadłospisie. Nigdy nie wracaj do starych zasad odżywiania się.

<u>Oto lista produktów, których powinieneś unikać za wszelką cenę:</u>

- drożdże i wszelkie produkty, które je zawierają,
- alkohol,
- śledzie,
- sardynki,
- ślimaki,
- rosoły,
- drób, podroby,
- wywary z kości czy mięsa,
- kiełbasy i wszelkie inne wyroby masarskie,
- czerwone mięso,
- sosy z mięs,
- biała mąka i produkty z niej zrobione,
- szparagi,
- kalafior,
- grzyby,
- ciemnozielone jarzyny i sałaty,
- fasola,
- groch,
- suszone owoce,
- pieczone orzechy,
- kofeina,
- płatki owsiane,
- jedzenie pieczone lub smażone z użyciem olejów innych niż olej kokosowy oraz
- wszelkie inne tłuszcze i oleje oprócz oleju kokosowego
- wszelkie syntetyczne lekarswa (nawet małe dawki aspiryny)

# Historia mojej podagry.

Przeanalizowałam swoje życie, bogate w zdarzenia przyczynowe pod względem odkładania się produkowanego kwasu moczanowego w mięśniach, ścięgnach i kościach, przez wiele lat, za nim doszło do bolesnych ataków.

Pozornie, mogłoby się wydawać, że nie są one powiązane ze sobą. Jednak tak nie jest.

Wszystkie przebyte choroby, w ciągu całego życia, mają bardzo duży wpływ na ilości skrystalizowanego kwasu w tkankach.

Oto moja historia faktów, które prawdopodobnie, miały ogromny wpływ na wytworzenie się podagry w moim organiźmie.

Urodziłam się w domu, bez pomocy lekarskiej. Przy moich narodzinach pomagała mamie okoliczna „akuszerka". Nie wiem, czy ta osoba była faktycznie położną, czy tylko samoukiem. Podobno w pierwszym roku życia chorowałam, nie wiadomo mi na co, ale starsza siostra, na spotkaniach rodzinnych, czasami wypomina mi, że byłam płaczliwa i nieznośna. Mało spałam i dokuczałam krzykami.

Pamiętam nieznośny ból prawego ucha w wieku trzech lub czterech lat. Babcia „okurzała" mi ucho, ziołami nasypanymi na łopatkę do wkładania węgla do pieca. Dym unoszący się z łopatki i ciepło z otwartych drzwiczek w piecu koiły ból.

W wieku może dziewięciu lub dziesięciu lat, miałam silną temperaturę i czopy w gardle na migdałkach. Diagnozę – angina – postawiła moja babcia. Wysoka temperatura utrzymywała się kilka dni. Poza płukaniem gardła solą, żadne lekarstwa nie były mi podawane.

W tych czasach nie korzystało się z usług lekarzy w tak błahych dolegliwościach.

Mój wniosek z powyższych faktów.

To dobrze, że nie aplikowano mojemu organizmowi antybiotyków lub innych farmakologicznych środków. Uniknęłam ubocznych skutków chemicznie preparowanych środków, **nigdy** do końca nie trawionych przez organizm człowieczy i prawdopodobnie dużej dozy toksyn, trudno zbywalnych dla układu wydalniczego.

Najważniejsza jednak w mojej opinii korzyść z powyższych zdarzeń, to wzmocnienie mojego systemu odpornościowego. Organizm sam musiał znaleźć antidotum na bakterie i wirusy, co spowodowało „zapamiętanie" przez system odpornościowy tych wrogów i w momencie ataku, szybko się z nimi rozprawiał, bo wiedział jak.

Do dziś, a mam sześćdziesiąt lat, nie chorowałam nigdy na zapalenia uszu lub anginy. Nigdy nie miałam gryp, w klasycznym wydaniu. Wysokie lub podwyższone temperatury nie zdarzały mi się. Poza jednym przypadkiem, ale to za chwilę.

W wieku dwudziestu lat uległam fatalnemu wypadkowi, wskutek, którego moja wątroba była w plasterkach „i nadawała się na patelnię do smażenia, bez krojenia" jak to żartobliwie określiła jedna z chirurgów przeprowadzających operację.

Dodatkowe uszkodzenia, o ile dobrze pamiętam, to popękane żebra, odbita śledziona, uszkodzona nerka i nie wiem, co jeszcze, bo prawdę mówiąc nie interesowało mnie to zupełnie.

Interesowało mnie wyzdrowienie i wrócenie do pełnej sprawności fizycznej. Miesięczny pobyt w szpitalu dołożył mi jeszcze wodę w płucach, i efekt zrostów, które w późniejszych latach musiałam tłumaczyć lekarzom, bo każdy z nich podejrzewał moje biedne zrosty o gruźlicze pochodzenie.

W tamtych czasach miałam bezgraniczne zaufanie do medycyny konwencjonalnej i ludzi w niej zatrudnionych.

Nie mam pojęcia, jakie leki zostały mi przepisane na okres rekonwalescencji, ale z pewnością nie były one prawidłowe.

Po roku silnych, napadowych bólów, z wielkimi napadami duszności i „zwijania się w kłębek" za namową felczera, pojechałam do innego miasta zrobić wszystkie możliwe badania laboratoryjne, w celu określenia przyczyn i zlokalizowania bólów.

Podczas prześwietlania moich jelit i żołądka – tak naprawdę to nie wiem, co jeszcze lekarz tam widział w tym moim sfatygowanym ciele – pod wpływem „dotknięcia" w dwunastnicę przez pana lekarza – natychmiast straciłam świadomość. Zemdlałam w aparacie rentgenowskim.

Diagnoza? Moja dwunastnica była cała w bliznach po wrzodach, które się tam ulokowały. Doktor stwierdził, że jedyną przyczyną choroby wrzodowej mojej dwunastnicy, to leki, które przyjmowałam na kompletnie już odrodzoną wątrobę.

Ile wtedy wyprodukowało moje ciało niepotrzebnego kwasu moczanowego?

Niestety, nigdy nie szukałam przyjemności w jedzeniu. Jedzenie w jakiś dziwny sposób traktowałam jako zło konieczne, aby żyć. Latami, jadłam tylko wtedy, kiedy byłam głodna. W zaaferowaniu osiągania kolejnych celów, które były dla mnie ważne, pospolicie zapominałam o jakimś wartościowym odżywianiu się.

Po gruntownym przebadaniu się w klinice znajomego doktora, tenże wydał mi zalecenia.

Nie wolno mi chudnąć, bo moja lewa nerka nie jest pełnosprawna. W momencie utraty wagi, nerka opada i nie funkcjonuje prawidłowo.

Łatwo powiedzieć – nie wolno ci chudnąć.

Przyjęłam do wiadomości i starałam się nie chudnąć. Jak tylko zauważałam, że moje ciuchy robią się za duże dla mnie, to był to ostrzegawczy znak i szukałam przyczyny, dlaczego schudłam?

Oczywiście natychmiast po swoim odkryciu starałam się „nabrać wagi". Nie zawsze było to łatwe do zrealizowania.

W wieku trzydziestu siedmiu lat przeszłam ponownie operację na wątrobie. Tym razem, były to kamienie żółciowe, które pozbawione woreczka żółciowego podczas pierwszej operacji, urosły i ruszyły w przewody żółciowe.

Przyczyna była prosta na to szybkie rośnięcie kamieni. Stres, stres i jeszcze raz stres.

Był to czas zmagania się z rzeczywistością w nowym kraju i czas asymilacji w nowych warunkach życia. Początek czasu życia emigranta.

Kolejna doza narkozy – chyba duża, bo operacja trwała kilka godzin. Tak mi powiedział chirurg. No i oczywiście kolejna nadprodukcja kwasu moczanowego, który napełnił kryształami moje tkanki.

Jeszcze raz mi się zdarzyło otrzymać narkozę, podczas operacji cysty na lewym jajniku. Cysta była duża i nie można było uniknąć operacji.

W ostatnich latach przed pojawieniem się silnych bólów podagrycznych, osobiste przeżycia i zdarzenia, wywołały u mnie stany depresyjne, które osłabiły moją wolę „dbania o siebie" i kontroli jedzenia, pod względem zawartości minerałów i witamin.

Zjadanie przez kilka miesięcy dużej ilości pasztetów z drobiu, bo one mi najlepiej w tym czasie smakowały, prawdopodobnie spowodowały nadprodukcję kwasu moczanowego, którego organizm nie był w stanie prawidłowo wydalać.

Przez okres około roku, po prostu cierpiałam i przeczekiwałam czas do momentu zniknięcia dręczącego bólu. Nie wiedziałam, dlaczego ten ból się pojawiał, dręczył i znikał.

Opuchnięcia w miejscach zainfekowanych pojawiały się coraz częściej i trwały coraz dłużej i dłużej.

Po zdiagnozowaniu u mnie podagry, nie wiedziałam jak sobie pomóc i pozbyć się tej dolegliwości.

Godzinami szukałam jakiejkolwiek informacji na stronach internetowych, które by mi pomogły w pozbyciu się podagry.

Wszystkie informacje z poszukiwań skrzętnie notowałam w grubym zeszycie. Systematyczne wpisy o przebytych atakach, jadłospisie danego dnia, o wypoczynku, o przebytych stresach i wiele innych informacji, zaczęły mi dawać lepsze zrozumienie moich nawyków i przyzwyczajeń.

Pod koniec drugiego roku choroby, dzięki notatkom byłam w stanie ustalić przyczyny popełnianych błędów w diecie, niesystematycznym piciu wody i opanowanie niechęci do systematycznego wypoczynku. Moja dieta podagrowa, którą nauczyłam się rygorystycznie przestrzegać, zaczęła dawać efekty – znikome i sporadyczne ataki bólu.

Poprzez zdobytą wiedze o systemach i procesach metabolicznych odbywających się nieustannie w człowieku, o potrzebie dotleniania poprzez przebywanie na świeżym powietrzu, o „obowiązku" snu i wypoczynku, stworzyłam sobie i wdrożyłam w mój codzienny harmonogram.

Wiem jeszcze jedno – podagra nauczyła mnie pokory w stosunku do własnego ciała. Przestałam je eksploatować bezrozumnie, a zaczęłam szanować.

# Zakończenie

Moje ogromne gratulacje Czytelniku!

Fakt dotarcia do końca tej książki świadczy o Twoim całkowitym zdeterminowaniu i postawieniu szali życia „na zdrowie" (oczywiście nie podnosząc kieliszka do góry w toaście).

Osiągnąłeś zrozumienie przyczyn zachorowania na podagrę i rozumiesz, że Twoje uwolnienie się ze szponów ataków bólu zależy teraz tylko od Ciebie.

Rozważ takie zdanie: czy ktoś inny wkłada do Twoich ust złe, trujące jedzenie? Odpowiedź jest jednoznaczna – Twoja ręka to robi za zgodą Twojej woli i Twojego wyboru.

Teorie zaprezentowane w tej książce, jak metody i zasady odżywiania się, metody poprawienia umiejętności oddychania, potrzeby wypoczynku i prawidłowego relaksu, bezcenną metodę porannej rutyny, zasady prawidłowego i „zdrowego" gotowania, reguły na dobry wypoczynek nocny – sen, gotowe przepisy na dania podagryczne, dobrze sobie zapamiętałeś.

No niestety, sama wiedza Cię nie uzdrowi. Do Twojego uzdrowienia jest jeszcze potrzebny jeden zasadniczy element – akcja.

Jeżeli świeżo zdobyta wiedza nie zostanie wprowadzona przez Ciebie w czyn, to nie oczekuj rezultatów wyzwolenia się z podagry, bo to jest niemożliwe.

Zacznij stosować nowe metody i reguły od teraz. Pamiętając o zasadzie trzydziestu dni, przy wprowadzaniu nowych nawyków w nasze życie, łatwo dobrniesz do automatycznego i stałego stosowania diety i wszystkich pozostałych metod.

Poprzez upór, dyscyplinę i dobre chęci na pewno osiągniesz zdrowie i POKONASZ PODAGRĘ.

Za Twój sukces!

Teresa Szabo


P.S. Wszelkie komentarze na temat tej książki i osiągnięte sukcesy w pokonaniu podagry, zachęcam do przesyłania na poniższy adres:

ts@teresaszabo.com

# Załącznik

Poranna Rutyna (90 minut)

1) Po przebudzeniu się (najlepiej bez budzika) idziesz do łazienki załatwić podstawowe sprawy.

2) Nastawiasz wodę (filtrowaną) do zagrzania w czajniku i wodę z listkiem eukaliptusa do inhalacji w niedużym garnku.

3) Idziesz do łazienki umyć zęby (po całej nocy zebrało się wiele nieczystości i nie jest wskazane je zjadać).

4) Wracasz do kuchni i powolnymi łyczkami wypijasz 1do 2 szklanek ciepłej wody z sokiem wyciśniętym ze świeżej cytryny.

5) Popijając wodę, małymi łyczkami, w wolnych chwilach wdychasz swobodnie przez nos, parę z garnka z listkiem eukaliptusowym.

6) Następnie robisz gimnastykę, jazdę na rowerze, spacer na świeżym powietrzu, pływasz, ćwiczysz jogę, cokolwiek robisz dla ciała z ćwiczeń fizycznych – prze 30 minut.

7) Bierzesz prysznic.

8) Zjadasz śniadanie (pamiętasz? Jeszcze wczoraj zdecydowałeś, z czego śniadanie będzie się składać).

9) Po śniadaniu medytujesz lub się modlisz.

10) Ostatnie 10 minut spędzasz na czytaniu
czegoś motywującego lub przeglądasz
jakiś żurnal.

Jesteś zregenerowany, dotleniony, odżywiony i
zbalansowany fizycznie, psychicznie i umysłowo.

Możesz śmiało zaczynać dzień pracy i
obowiązków. Powodzenia!

# Referencje

Encyklopedia Wikipidia

HealingWell.com

Health Library

H20filters.com

Life Research Universal on Priobiotics

Shirley's Wellness Café

Dr.Wallach's "Dead Doctors Doesn't Lie"

Dr. Foster on the Dangers of Prescription Drugs

Dr. Mercola Total Health

Dr. Balch Prescription for Nutritional Healing

www.ingramcontent.com/pod-product-compliance
Lightning Source LLC
Chambersburg PA
CBHW060417290526
45791CB00002B/797